方系列丛书（第四辑）

膈下逐瘀汤

总主编　巩昌镇　马晓北

编著

王佳兴

刘伟

中国医药科技出版社

内 容 提 要

　　本书从理论研究、临床应用和实验研究方面阐述膈下逐瘀汤。上篇理论研究，主要讲述膈下逐瘀汤的来源、组成、用法以及历代医家对膈下逐瘀汤的认识、膈下逐瘀汤的衍生方等。中篇临床应用，详细讲述了各科疾病和疑难病应用膈下逐瘀汤、膈下逐瘀汤衍生方的临床经验和病案。下篇实验研究，讲述膈下逐瘀汤中单味药的化学成分、药理作用，并叙述了膈下逐瘀汤全方的药理作用等。全书内容翔实，实用性强，适合广大中医学生，中医临床医生，中医爱好者参考。

图书在版编目（CIP）数据

　　膈下逐瘀汤/王佳兴，刘伟编著. —北京：中国医药科技出版社，2013.1
（难病奇方系列丛书. 第4辑）
ISBN 978 - 7 - 5067 - 5756 - 0

Ⅰ.①膈… Ⅱ.①王… ②刘… Ⅲ.①膈下逐瘀汤 - 研究 Ⅳ.①R286

中国版本图书馆 CIP 数据核字（2012）第 261014 号

美术编辑　陈君杞
版式设计　郭小平

出版　中国医药科技出版社
地址　北京市海淀区文慧园北路甲 22 号
邮编　100082
电话　发行：010 - 62227427　邮购：010 - 62236938
网址　www.cmstp.com
规格　958 × 650mm $^1/_{16}$
印张　8 $^1/_4$
字数　121 千字
版次　2013 年 1 月第 1 版
印次　2022 年 6 月第 3 次印刷
印刷　北京市密东印刷有限公司
经销　全国各地新华书店
书号　ISBN 978 - 7 - 5067 - 5756 - 0
定价　26.00 元
本社图书如存在印装质量问题请与本社联系调换

《难病奇方系列丛书》(第四辑)编委会

董继鹏　韩　曼　韩淑花　储　芹
路玉滨　薛　媛

分册编著　酸枣仁汤　　　　杜　辉　刘　伟

普济消毒饮　　周庆兵　巩昌靖

三仁汤　　　　罗良涛　刘　伟

当归四逆汤　　韩　曼　巩昌靖

真武汤　　　　林伟刚　巩昌镇

知柏地黄丸　　李　楠　刘　伟

青蒿鳖甲汤　　周劲草　姜　文

增液汤　　　　王玉贤　巩昌靖

香砂六君子汤　黄　凤　刘　伟

镇肝熄风汤　　唐　杰　姜　文

炙甘草汤　　　罗成贵　刘　伟

膈下逐瘀汤　　王佳兴　刘　伟

生化汤　　　　代媛媛　姜　文

甘露消毒丹　　韩淑花　巩昌靖

四逆汤　　　　高占华　巩昌靖

独活寄生汤　　闵　妍　刘　伟

右归丸　　　　王景尚　巩昌镇

当归芍药散　　王建辉　张　硕

导赤散　　　　王　福　巩昌靖

身痛逐瘀汤	刘 灿	刘 伟
失笑散	陈冰俊	姜 文
半夏泻心汤	董继鹏	刘 伟
左归丸	王国为	巩昌镇
通窍活血汤	余志勇	姜 文
苓桂术甘汤	李宏红	刘 伟
一贯煎	何 萍	巩昌靖
平胃散	韦 云	巩昌靖
少腹逐瘀汤	王莹莹	杨 莉
小建中汤	刘晓谦	姜 文
麻杏石甘汤	张 晨	刘 伟
仙方活命饮	高 杰	赵玉雪

《难病奇方系列丛书》第四辑

前　言

　　《难病奇方系列丛书》新的一辑——第四辑又和大家见面了。

　　中医药是中华文明的一份宝贵遗产。在这份遗产中，中药方剂是一串串夺目璀璨的明珠，而那些百炼千锤、结构严谨、疗效可靠的经典名方则更是奇珍异宝。

　　几千年来，经典方剂跨越时代，帮助中华民族健康生息、祛病延寿。它们并未因时代的变迁而消失，也未因社会的发展而萎谢，更未因西医学的创新而被抛弃。恰恰相反，它们应时而进，历久弥新。一代一代的学者丰富了经典方剂的理论内涵，一代一代的医生扩展了经典方剂的应用外延，面对西医学的飞速发展，经典方剂依然表现出无限的生命力和宽广的适用性。

　　今天，经典方剂又跨越空间，走向世界，帮助全人类防病治病。在加拿大的中医诊所里，摆满了张仲景的《四逆汤》《金匮肾气丸》，王清任的《血府逐瘀汤》《少腹逐瘀汤》。走进英国的中医诊所，到处可见宋代《局方》的《四物汤》和《四君子汤》，张介宾的《左归丸》和《右归丸》。在美国的近两万家针灸和中医诊所里，各种各样的中医经典方剂，如《小柴胡汤》《六味地黄丸》《补中益气汤》和《逍遥散》等等，都是针灸师、中医师的囊中宝物。经典方剂已经成为世界各国中医临床医生的良师益友。他们学习应用这些方剂，疗效彰显，福至病家。

　　中医方剂的走向世界，也进一步使中医方剂的研究走进了西方的研究机构。中医中药的研究在澳大利亚悉尼大学的中澳中医研究中心已经展开。在英国剑桥大学中医中药实验室里，樊台平教授带领的团队对传统中医复方情有独钟。特别值得一提的是，在美国耶鲁大学医学院的实验室里，郑永齐教授的研究团队把黄芩汤应用到治疗肝癌、胰腺癌、直肠癌等疾病上。这个团队在临床前试验、一期临床试验、二期临床试验、三期临床试验方面步步推进，并对用黄芩汤与传统化疗药物结合以降低化疗药物的毒副作用和提高临床效果进行了周密的研究。这些研究证实了黄芩汤的经典应用，拓广了黄芩汤的现代应用范围，用西医学方法为这一经典方剂填补了一个丰富的注脚。他们十多年的精心临床研究结果广泛发表在美国《临床肿瘤学杂志》《传统药物杂志》《色谱学杂志》《临床大肠癌杂志》《国际化疗生物学杂志》《抗癌研究杂志》《转译医学杂志》《生物医学进展》《胰腺杂志》和英国《医学基因组学杂志》等主流医学杂志上。有关黄芩汤的大幅报道甚至出现在美国最主流的报纸《华尔街日报》上。

中国医药科技出版社出版的这套《难病奇方系列丛书》，爬罗剔抉，补苴罅漏，广泛收集了经典方剂的实验研究成果与临床应用经验，是名方奇方的集大成者。

丛书迄今已经出版了三辑，共收四十三个经典方剂。每一经典方剂自成一册，内容包括理论研究、临床应用、实验研究三部分。理论研究部分探讨药方的组成、用法、功效、适应证、应用范围、组方原理及特点、古今医家评述、方剂的现代理论研究。临床应用部分重点介绍现代科学研究者对该方的系统性临床观察以及大量临床医家的医案病例和经验总结。实验研究部分探讨方剂中的每一味中药的现代药理作用，并以此为基础研究该方治疗各系统疾病的作用机制。

沿着同一思路，《难病奇方系列丛书》第四辑继续挖掘先贤始创而在现代临床上仍被广泛使用的经典方剂，并汇有大量临床经验和最新研究成果，以飨中医临床医生、中医研究者、中医学生以及所有的中医爱好者。

美国中医学院儒医研究所

巩昌镇 博士

2012 年秋于美国

上篇　理论研究

第一节　膈下逐瘀汤的来源
　　　　及组成 ………… (2)
第二节　膈下逐瘀汤的功效
与主治 ……………… (2)
第三节　膈下逐瘀汤的临床
　　　　应用 …………… (4)

中篇　临床应用

第一章　内科疾病 ………… (8)
第一节　呼吸系统疾病 … (8)
肺源性心脏病 ………… (8)
第二节　循环系统疾病
　　　　……………… (10)
一、冠状动脉性心脏病心绞痛
　　……………… (10)
二、慢性缩窄性心包炎 … (12)
第三节　消化系统疾病
　　　　……………… (15)
一、胃炎 ……………… (15)
二、消化性溃疡 ……… (18)
三、胃癌 ……………… (20)
四、呃逆 ……………… (23)
五、溃疡性结肠炎 …… (25)
六、老年慢性腹泻 …… (28)
七、黄疸 ……………… (31)
八、肝硬化 …………… (33)
九、脂肪肝 …………… (35)
十、肝癌 ……………… (38)
第四节　血液和造血系统
　　　　疾病 ………… (41)
真性红细胞增多症 ……… (41)

第五节　其他内科疑难杂症
　　　　……………… (44)
一、腹壁血栓性静脉炎 … (44)
二、原发性不孕症 …… (45)
三、腹不任物案 ……… (46)
四、胃脘灼热案 ……… (47)
第二章　外科疾病 ……… (50)
第一节　肝破裂缝合术后
　　　　肝内积液 ……… (50)
第二节　子宫术后痛经
　　　　……………… (51)
第三节　女扎后腹痛 …… (54)
第四节　输卵管结扎术后
　　　　盆腔静脉瘀血症
　　　　……………… (55)
第五节　胆囊切除术后综合征
　　　　……………… (58)
第三章　妇科疾病 ……… (63)
第一节　月经病 ……… (63)
一、月经过少 ………… (63)
二、痛经 ……………… (64)
三、闭经 ……………… (68)
第二节　妇科杂病 ……… (70)

目录

一、子宫肌瘤 …………… （70）
二、慢性盆腔炎 ………… （72）
三、盆腔瘀血综合征 …… （75）
四、子宫内膜异位症 …… （78）
五、不孕症 ……………… （81）

第四章　其他疾病 ……… （85）
第一节　腹直肌劳伤性腹痛
　　　　　…………… （85）
第二节　小儿久泻 ……… （87）
第三节　前列腺增生 …… （89）

下篇　实验研究

第一节　膈下逐瘀汤中组成
　　　　药物的药理研究
　　　　　…………… （94）
一、五灵脂 ……………… （94）
二、当归 ………………… （96）
三、川芎 ………………… （98）
四、桃仁 ………………… （99）
五、牡丹皮 ……………… （101）
六、赤芍 ………………… （104）

七、乌药 ………………… （107）
八、延胡索 ……………… （109）
九、香附 ………………… （110）
十、红花 ………………… （113）
十一、枳壳 ……………… （114）
十二、甘草 ……………… （117）
第二节　膈下逐瘀汤全方
　　　　药理研究 …… （120）

上 篇

理论研究

第一节　膈下逐瘀汤的来源及组成

(一) 来源

膈下逐瘀汤来源于清代名医王清任，字勋臣，所著之《医林改错》一书，功具活血逐瘀，行气止痛，破癥消结之效。主治膈下瘀血，形成积块；或小儿痞块；或肚腹疼痛，痛处不移；或卧则腹坠，以及五更肾泻，久泻等。正如王清任方叙所言："余不论三焦者，无其事也。在外分头面四肢、周身血管，在内分膈膜上下两段，膈膜以上，心肺咽喉、左右气门，其余之物，皆在膈膜以下。立通窍活血汤，治头面四肢、周身血管血瘀之证；立血府逐瘀汤，治胸中血府血瘀之证；立膈下逐瘀汤，治肚腹血瘀之证。病有千状万态，不可以余为全书。查证有王肯堂《证治准绳》，查方有周定王朱绣《普济方》，查药有李时珍《本草纲目》。三书可谓医学之渊源。可读可记，有国朝之《医宗金鉴》；理足方效，有吴又可《瘟疫论》，其余名家，虽未见脏腑，而攻发补泻之方，效者不少。余何敢云著书，不过因著《医林改错》脏腑图记后，将平素所治气虚、血瘀之症，记数条示人以规矩，并非全书。不善读者，以余之书为全书，非余误人，是误余也。"

(二) 组 成

膈下逐瘀汤药物组成：灵脂二钱炒　当归三钱　川芎二钱　桃仁三钱研泥，丹皮二钱　赤芍二钱　乌药二钱　元胡（延胡索）一钱，甘草三钱　香附钱半　红花三钱　枳壳钱半，水煎服。倘病人气弱，不任克消，原方加党参三、五钱皆可，不必拘泥。方歌：膈下逐瘀桃牡丹，赤芍乌药元胡甘，归芎灵脂红花壳，香附开郁血亦安。

第二节　膈下逐瘀汤的功效与主治

膈下逐瘀汤具有活血逐瘀，行气止痛之功。《医林改错注释》：方中当归、川芎、赤芍养血活血，与逐瘀药同用，可使瘀血祛而不伤阴血；丹皮清热凉血，活血化瘀；桃仁、红花、灵脂破血逐瘀，以消积块；配香附、乌药、枳壳、延胡索行气止痛；尤其川芎不仅养血活血，更能行血中之气，增强逐瘀之力；甘草调和诸药。全方以逐瘀活血和行气药物居多，使气帅血行，更好发挥其活血逐瘀，破癥消结之力。《医林改错》中言其主治肚腹血瘀之证，证见积块以膈下肚腹尤宜，小儿之痞块，凡痛不移处证，卧则腹坠证，肾泻，久泻等。积块之证，王清任论曰："积聚一症，不必论古人立五积、六聚、七癥、八瘕之名，亦不议驳其错，驳之未免过烦。今请问在肚肠能结块者是何物？若在胃结者，必食也；在肠结者，燥粪也。积块日久，饮食仍然如故，自然不在肠胃之内，必在肠胃之外。肠胃之外，无论何处，皆有气血。气有气管，血有血管。气无形不能结块，结块者，必有形之血也，血受寒，则凝结成块；血受热，则煎熬成块。竖血管凝结，则成竖条；横血管凝结，则成横条；横竖血管皆凝结，必接连成片，片凝日久，厚而成块。既是血块，当发烧。要知血府血瘀必发烧，血府，血之根本，瘀则殒命；肚府血瘀不发烧，肚腹，血之梢末，虽瘀不致伤生。无论积聚成块，在左肋、右肋、脐左、脐右、脐上、脐下，或按之跳动，皆以此方治之，无不应手取效。病轻者少服，病重者多服，总是病去药止，不可多服。倘病人气弱，不任克消，原方加党参三、五钱皆可，不必拘泥。"虽说王勋臣所论，未免有所以偏概全，谬误不少，但所诉不乏真知灼见，由此文也可见其立方之旨，且其方治证无不应手取效，时至今日，仍为临床治疗胃肠肿瘤常用之方。

　　小儿之痞块，《医林改错》上卷小儿痞块篇曰："小儿痞块，肚大青筋，始终总是血瘀为患。此方与前通窍活血汤、血府逐瘀汤，三方轮转服之，月余，未有不成功者。"小儿疳症篇曰：疳病初起，尿如米泔，午后潮热，日久青筋暴露，肚大坚硬，面色青黄，肌肉消瘦，皮毛憔悴，眼睛发艇。古人以此症，在大人为劳病，在小儿为疳疾。照前症再添某病，则曰某疳，如脾疳、疳泻、疳肿、疳痢、肝疳、心疳、疳渴、肺疳、肾疳、疳热、脑疳、眼疳、鼻疳、牙疳、脊疳、蛔疳、无辜疳、丁奚疳、哺露疳，分病十九条，立五十方，方内多有栀子、黄连、羚羊、石膏大寒之品。因论病源系乳食过饱，肥甘无节，停滞中脘，传化迟滞，肠胃渐伤，则生积热，热盛成疳，则消耗气血，煎灼津液，故用大寒以清积热。余初时对症用方，无一效音。后细阅其论，因饮食无节，停滞中脘，此论是停食，不宜大寒之品。以传化迟滞，肠胃渐伤，则生积热之句而论，当是虚热，又不宜用大寒之品。后遇此症，细心审查，午后潮热，至晚尤甚，乃瘀血也，青筋暴露，非筋也，现于皮肤者，血管也，血管青者，内有瘀血；渐至肚大坚硬成块，皆血瘀凝结而成。用通窍活血汤，以通血管；用血府逐瘀汤，去午后潮热；用膈下逐瘀汤，消化积块。三方轮服，凡痛不移处证，《医林改错》曰："凡肚腹疼痛，总不移动，是血瘀，用此方治之极效。"由此知之痛不移处，是血瘀之征，如见有针刺感，痛处青紫，夜间加重，面色黧黑，唇甲青紫，或肌肤甲错，或腹部青筋显露，口干但欲漱水不欲咽等，则更为瘀血无疑。但纵观临床所见未必血瘀之证全见，但见一处便是，不可拘泥。

卧则腹坠证，《医林改错》曰："病人夜卧腹中似有物，左卧向左边坠，右卧向右边坠，此是内有血瘀。以此方为主，有杂症，兼以他药。"

肾泻，《医林改错》曰："五更天泄三、两次，古人名曰肾泄，言是肾虚，用二神丸、四神丸等药。治之不效，常有三、五年不愈者。病不知源，是难事也。不知总提上有瘀血，卧则将津门挡严，水不能由津门出，由幽门入小肠，与粪合成一处，粪稀溏，故清晨泻三、五次。用此方逐总提上之瘀血，血活津门无挡，水出泻止，三、五付可痊愈。"血不利则为水，水湿入肠，下注成泻，况病有三、五年治之不愈者，许是久病入络，血络瘀血，从活血化瘀处论治，不可以为久病必虚，而用纯补之剂。由此观之虚实之辨诚难也，肾泻古人论之多言肾虚，并以肾泻名之，而王清任以瘀血辨之，可以说泾渭分明，大不相同，临床当详审之。

久泻，《医林改错》曰："泻肚日久，百方不效，是总提瘀血过多，亦用此方。"总提见于《医林改错》上卷，＜津门、津管、遮食、总提、珑管、出水道记＞，篇中论述如下：咽下胃之一物，在禽名曰嗉，在兽名曰肚。在人名曰胃。古人画胃图，上口在胃上，名曰贲门；下口在胃下，名曰幽门，言胃上下两门，不知胃是三门。画胃竖长，不知胃是横长，不但横长，在腹是平铺卧长，上口贲门向脊，下底向腹；下口幽门亦在胃上，偏右胁向脊；幽门之左寸许，另有一门，名曰津门。津门上有一管，名曰津管，是由胃出精汁水液之道路。津管一物，最难查看，因上有总提遮盖。总提俗名胰子，其体长于贲门之右、幽门之左，正盖津门。总提下前连气府，接小肠，后接提大肠，在胃上后连肝，肝连脊。以此观之，可见《医林改错》中的理论不足以让人所信服，但其临床疗效却是不容质疑的。病案见于中篇临床研究中。王清任治肾泻每有效验。古人之方用于实践，但其理多是以方证之，其局限性可见一斑。

第三节　膈下逐瘀汤的临床应用

膈下逐瘀汤主要治疗脘腹部疾病，如结核性腹膜炎、阑尾炎、慢性胰腺炎、急性间歇性卟啉病、慢性胃炎、消化性溃疡、慢性结肠炎、慢性溃疡性结肠炎、胰头血肿、腹腔肿瘤、肝硬化腹水、肾巨大囊肿、胰岛细胞瘤、胰腺假囊肿、慢性乙型肝炎、肝硬化、外伤性脾破裂、外伤性截瘫尿潴留、盆腔脓肿、慢性盆腔炎等。其他部位疾病，如缩窄性心包炎、冠心病心绞痛、子宫术后痛经、子宫内膜异位症、乳腺增生症、附睾结核、荨麻疹、过敏性紫癜、精神分裂症等。

1. 胸膜粘连　乔氏[1]用本药加味治疗胸膜粘连60例。病程2～21年，其中重型（粘连在8cm以上者）15例，中型（粘连在5～8cm之间者）17例，轻型28例。兼风寒者加桂枝、荆芥、防风；风热者，加金银花、连翘、薄荷；胸中郁热，咳吐黄痰者，加黄芩、瓜蒌、桑白皮；胸中有寒痰，加干姜、细辛、五味子；气虚者，加黄芪、党参。服药32～64剂。结果：痊愈33例，显效23例，有效2例，总有效率为96.6%。

2. 慢性盆腔炎　刘氏[2]用本方加减治疗慢性盆腔炎64例。其中6个月～1年者19例，5年者35例，5～10年者7例，10年以上者3例。气虚者加黄芪。党参；血虚者加熟地、首乌；阴虚者加沙参、麦冬；阳虚者加熟附片、炮姜；兼湿热内蕴者加黄芩、泽泻；兼热毒蓄积者加金银花、连翘。连续服药20～30剂。结果：痊愈21例，好转37例，总有效率90.6%。

3. 小儿久泻　李氏[3]用本方加减治疗小儿久泻120例。病程2～6个月64例，6～9个月32例，9～12个月24例。方用灵脂1.5g，当归2g，川芎1.5g，桃仁2g，丹皮2g，赤芍2g，乌药1.5g，延胡索1.5g，甘草2g，香附2g，红花1.5g，枳壳1.5g（此为1岁小儿一日水煎剂量，其他年龄适当增减），脾胃虚弱加白术、茯苓、黄芪；脾肾两虚加附子、肉桂、黄芪；大便次数多呈水样者可加诃子、苡仁。结果：痊愈46例，有效53例，无效21例。总有效率82.5%。

参考文献

[1] 刘浩江. 膈下逐瘀汤治疗胸膜粘连60例. 北京中医杂志, 1987, 4：24.
[2] 刘浩江. 膈下逐瘀汤治疗慢性盆腔炎64例. 江西中医药, 1988, 2：28.
[3] 李兴民. 膈下逐瘀汤治疗小儿久泻疗效观察. 新中医, 1981, 12：26.

中 篇

临床应用

第一章

内 科 疾 病

第一节　呼吸系统疾病

肺源性心脏病

肺源性心脏病属中医学肺胀范畴，中医学认为肺胀是多种慢性肺系疾患反复发作，迁延不愈，导致肺气胀满，不能敛降的一种病证。临床表现为胸部膨满，憋闷如塞，喘息上气，咳嗽痰多，烦躁，心悸，面色晦暗，或唇甲紫绀，脘腹胀满，肢体浮肿等。其病程缠绵，时轻时重，经久难愈，严重者可出现神昏，痉厥，出血，喘脱等危重证候。

早在内经就有关于肺胀病名的记载，指出病因病机及证候表现，如《灵枢·胀论》篇说："肺胀者，虚满而喘咳。"汉·张仲景《金匮要略·肺痿肺痈咳嗽上气病脉证治》篇指出本病的主症"咳而上气，此为肺胀，其人喘，目如脱状"。隋·巢元方《诸病源候论·咳逆短气候》认为，肺胀的发病机制是由于"肺虚为微寒所伤则咳嗽，嗽则气还于肺间则肺胀，肺胀则气逆，而肺本虚，气为不足，复为邪所乘，壅痞不能宣畅，故咳逆，短乏气也"。元·朱丹溪《丹溪心法·咳嗽》篇说："肺胀而咳，或左或右不得眠，此痰夹瘀血碍气而病"，提示肺胀的发生于痰瘀互结，阻碍肺气有关。清·李用粹《证治汇补·咳嗽》篇说："肺胀者，动则喘满，气急息重，或左或右，不得眠者是也。如痰夹瘀血碍气，宜养血以流动乎气，降火以清利其痰，用四物汤加桃仁、枳壳、陈皮、瓜蒌、竹沥。又风寒郁于肺中，不得发越，喘嗽胀闷者，宜发汗以祛邪，利肺以顺气，用麻黄越婢加半夏汤。有停水不化，肺气不得下降者，其症水人即吐，宜四苓散加葶苈、桔梗、桑皮、石膏。有肾虚水枯，肺金不敢不降而胀者，其症干咳烦冤，宜六味丸加麦冬、五味。"提出了肺胀的具体辨证治法。

西医学认为肺源性心脏病是指由支气管－肺组织，胸廓或肺血管病变致肺血管阻力增加，产生肺动脉高压，继而右心室结构或（和）功能改变的疾病。其发生的病因主要可分为三类，一是由支气管、肺疾病所引起，以慢性阻塞性肺疾病最为多见，支气管哮喘、支气管扩张、肺结核、尘肺、特发性肺间质纤维化等亦较为常见。二是胸廓运动障碍性疾病，此类较少见，如严重的脊椎畸形、后凸、侧凸、类风湿关节炎、胸膜广泛粘连等均可引起胸廓活动受限，肺受压，支气管扭曲或变形，导致肺功能受损。三是肺血管疾病，慢性血栓栓塞性肺动脉高压、肺小动脉炎、累及肺动脉的过敏性肉芽肿病均可使肺动脉狭窄，引起肺血管阻力增加，肺动脉高压和右心室负荷加重，发展为肺心病。其发病机制最根本的是肺功能和结构的不可逆性改变，反复发生的气道感染和低氧血症，导致一系列体液因子和肺血管的变化，使肺血管阻力增加，肺动脉血管的结构重塑，产生肺动脉高压，最终导致右心室扩大、肥厚等心脏结构改变。临床表现为咳嗽、咳痰、气促，活动后可有心悸、呼吸困难、乏力和劳动耐力下降等症状，伴有不同程度的发绀和肺气肿体征。治疗上以去除诱发因素，减少和避免急性加重期的发生为原则。

【临床应用】

临床中应用膈下逐瘀汤治疗气滞血瘀型、血瘀见证明显之肺胀，效果明显。盖其病理因素不过痰浊、水饮、血瘀三者，三者互相影响，互相转化。痰从寒化则成饮；饮溢肌表则为水；痰浊久留，肺气郁滞，心脉失畅则血郁为瘀；瘀阻血脉，血不利则为水。用膈下逐瘀汤以活血祛瘀，行气则肺脉血畅，水津四布，痰浊不生，而病自消也。

【病案举例】

肺心病合并心衰

刘某[1]，男，65岁，农民，因"咳嗽、气喘5年，加重伴尿少、浮肿1周"，以"阻塞性肺病、肺心病、心衰"收住。入院时症见：咳嗽，咳少量白色黏痰，伴胸闷、心悸、心前区针刺样疼痛、气短、喘息不能平卧、腰膝酸软、畏寒乏力、口唇紫绀、小便短少、双下肢浮肿、舌质紫绛、边有瘀斑、脉沉数。患者证属肺肾阳虚夹瘀，治宜活血化瘀，温阳利水。方用膈下逐瘀汤加减：桃仁10g、红花10g、丹参10g、五灵脂15g、川芎10g、当归10g、牡丹皮10g、赤芍15g、乌药10g、延胡索10g、桂枝10g、茯苓15g、薏苡仁30g、泽泻15g、苏子10g、白芥子10g、莱菔子10g、甘草6g。5剂后气喘症状逐渐缓解，胸闷、心前区针刺样疼痛减轻，尿量增加，仍咳嗽、咳痰色白稀少。前方去丹参、五灵脂、薏苡仁，加半夏9g、前胡10g，连服7剂，症状明显缓解。上方加减连服20剂，以巩固疗效。

按：本病属中医学"哮喘"、"痰饮"、"心悸"、"水肿"等疾病范畴。《景岳全书》载："凡水肿等症，乃脾肺肾三脏相干之病，盖水为至阴，故其本在肾；水化于气，故其标在肺；水惟畏土，故其制在脾。今肺虚则气不化精而化水，脾虚则土不制水而反克，肾虚则水无所主而妄行。"此患者肺病日久，久病致虚，肺气虚，宣降功能失常，则见咳嗽、咳痰、气短、喘息不能平卧。肺气虚，辅心行血脉功能失职，则心血运行无力，血流不畅，出现血瘀，则见胸闷、心悸、心前区针刺样疼痛。肺虚日久导致肾的阳气不足，主水及司二便功能失常，则见小便短少、双下肢浮肿。阳虚则温煦功能失常，见腰膝酸软、畏寒。舌脉均为阳虚夹瘀之征象。方中桃仁、红花、川芎、赤芍、丹参、五灵脂活血化瘀、理气止痛，加桂枝温阳利水，配茯苓、薏苡仁、泽泻健脾渗湿、利水消肿，苏子降气平喘，乌药、延胡索取其"气行则血行"之意。全方共奏活血祛瘀、温阳利水、降气平喘之功。

第二节　循环系统疾病

一、冠状动脉性心脏病心绞痛

冠状动脉性心脏病简称冠心病，冠心病心绞痛属中医学胸痹、心痛范畴。中医学认为胸痹是指以胸部闷痛，甚则胸痛彻背，喘息不得卧为主症的一种疾病，轻者仅感胸闷如窒，呼吸欠畅，重者则有胸痛，甚者心痛彻背，背痛彻心。

胸痹的临床表现最早见于《内经》。《灵枢·五邪》篇指出："邪在心，则病心痛"。《素问·脏气法时论》亦说："心病者，胸中痛，胁支满，胁下痛，膺背肩胛间痛，两臂内痛"。汉代·张仲景《金匮要略·胸痹心痛短气病脉证治》篇说：胸痹之病，喘息咳唾，胸背痛，短气，寸口脉沉而迟，关上小紧数"，"胸痹不得卧，心痛彻背"。把病因病机归纳为"阳微阴弦"即"今阳虚知在上焦，所以胸痹、心痛者，以其阴弦故也"，认为此乃本虚标实之证。治疗上，根据辨证的不同，制定了瓜蒌薤白白酒汤、瓜蒌薤白半夏汤等九张方剂，以取其通阳散结、宣痹止痛之功。宋金元时代有关胸痹的论述更多，治疗方法也十分丰富。如《圣济总录·胸痹门》"论曰：胸痛者，胸痹痛之类也。此由体虚挟风，又遇寒气加之，则胸膺两乳间刺痛，甚则引背胛，或彻背膂，咳唾引痛是也。"在"治卒心痛诸方"、"治久心痛诸方"、"治胸痹诸方"等篇中，收集治疗本病的方剂甚丰，观其制方，芳香、温通、辛散之品每与益气、活血、养血、滋阴、温阳等相互为用，标本结合，极大的丰富了胸痹的治疗内容。追明清时期，对胸痹的认识有了进一步的提高，如《玉机微义·心痛》中揭示胸痹不仅有实证，亦有虚证，可谓补前人之未备。此时的医家总结前人的经验，提出了活血化瘀的治疗大法，如《证治准绳·诸痛门》提出了用大剂桃仁、红花、降香、五灵脂、蒲黄等治疗死血心痛，《时方歌括》以丹参饮治心腹诸痛，《医林改错》更是以三逐瘀汤，即通窍逐瘀汤、血府逐瘀汤、膈下逐瘀汤治疗胸痹心痛，效如桴鼓，至今沿用而不衰。

西医学认为冠状动脉粥样硬化性心脏病是指冠状动脉粥样硬化使血管腔狭窄或阻塞，或（和）因冠状动脉功能性改变（痉挛）导致心肌缺血缺氧或坏死而引起的心脏病。包括：无症状性心肌缺血、心绞痛、心肌梗死、缺血性心肌病、猝死等。稳定型心绞痛是在冠状动脉狭窄的基础上，由于心肌负荷的增加引起心肌急剧的、暂时的缺血与缺氧的临床综合征。特点是阵发性的前胸压榨性疼痛感觉，主要位于胸骨后部，可放射至心前区和左上肢尺侧，常发生于劳力负荷增加时，持续数分钟，休息或用硝酸酯制剂后消失。发病机制主要是冠状动脉的供血与心肌的缺血之间发生矛盾，冠状动脉血流量不能满足心肌代谢的需要，引起心肌急剧的、暂时的缺血缺氧，即可产生心绞痛。多由体力劳动或激动等情绪因素诉诱发，饱食、寒冷、吸烟等亦可。临床治疗主要依靠硝酸酯制剂。

【临床应用】

冠心病心绞痛属中医学"胸痹"、"真心痛"范畴。采用活血化瘀法治疗胸痹心痛不失为一个重要途径，但切不可不辨证施治，一味地活血化瘀。胸痹、真心痛的基本病机是本虚标实，其瘀血的形成，多由正气亏损，气虚阳虚或气阴两虚而致，亦可因寒凝、痰浊、气滞发展而来，加之本病具有反复发作，病程日久的特点，属单纯血瘀实证者较少，多表现为气虚血瘀或痰瘀交阻、气滞血瘀等夹杂证候，故临床治疗注意在活血化瘀中伍以益气、养阴、化痰、理气之品，辨证用药，加强祛瘀疗效。瘀血阻心之证，多见心胸疼痛，如刺如绞，痛有定处，入夜为甚，甚则心痛彻背，背痛彻心，伴有胸闷，日久不愈，可因暴怒，劳累加重，舌质紫暗，有瘀斑，苔薄，脉弦涩。治以膈下逐瘀汤加减。瘀血痹阻重证，胸痛剧烈，可加乳香、没药、郁金、降香等加强活血理气之功；若寒凝血瘀或阳虚血瘀者，伴畏寒肢冷，脉沉细或沉迟，可加桂枝或肉桂、细辛、高良姜、薤白等温通散寒之品；若气虚血瘀者，伴见气短乏力，自汗，脉细弱或结代，当益气活血，重用人参、黄芪等益气祛瘀之品。

【病案举例】

安氏[2]临床应用膈下逐瘀汤治疗冠心病心绞痛，疗效明显。其将门诊或住院病人，共 60 例，随机分为治疗组和对照组。治疗组 30 例中，男 19 例，女 11 例；年龄 45～70 岁，平均年龄 62 岁；病程 1 年～14 年。对照组 30 例中，男 20 例，女 10 例；年龄 43～79 岁，平均年龄 65 岁；病程 9 个月～1 年。两组年龄、性别、病程无明显差异（$P > 0.05$）。其治疗方法是：治疗组口服膈下逐瘀汤方（五灵脂、川芎、赤芍、延胡索、当归各 15g，桃仁、红花、丹皮、乌药、香附、枳壳、甘草各 10g），水煎服，每日 1 剂。对照组口服硝酸酯类药物，酌情予硝酸酯类药物静脉点滴。两组伴随症状给予相应处理（如降压、降糖等），疗程 2 周。两组临床疗效比较：治疗组痊愈 14 例，好转 12 例，未愈 4 例，总有效率 86.67%。对照组痊愈 10 例，好转 12 例，未愈 8 例，总有效率 73.33%。由此可见如果辨证用药准确，膈下逐瘀汤的治疗效果并不逊于西药，中医活血化瘀疗法在循环系统的应用前景将十分广阔。

按：冠心病心绞痛属中医学"胸痹"，"心痛"范畴，其基本病机为本虚标实，本虚指气血阴阳之虚，标实指气滞血瘀、痰湿寒凝等导致心脉痹阻，心失所养引发心痛。正如《灵枢·五邪》篇所指"邪在心，则病心痛"。本病治则当以活血化瘀，理气止痛为法。膈下逐瘀汤为王清任逐瘀五方之一，功效重在行气活血，化瘀止痛。方中川芎、丹参、桃仁、红花活血化瘀行气止痛为君药，当归、赤芍、丹皮为臣药，均有养血活血通络之功效。桃仁配红花活血而不伤血，善止心腹痛，佐以延胡索、香附、乌药、枳壳行气活血化瘀止痛，配人参补益心气，使气旺血行络脉通畅。现代药理研究表明，人参能改善心肌缺血代谢，减少心肌耗氧量，抑制氧自由基的产生[3]，川芎、丹参具有明显扩张冠状动脉作用可抑制心肌成纤维细胞胶原分泌与细胞增值，可能有钙离子阻滞作用，膜稳定作用。可明显改善血液流变性，降低血管阻力，抑制血小板聚集和释放，提高纤溶酶活性，促进纤维蛋白溶解，改善微循环[4~6]。增加血氧灌注，缓解心绞痛。通过临床观察，膈下逐瘀汤对冠心病、心绞痛、心血瘀阻型疗效明显，无论是改善临床症状，还是减少心绞痛发作次数，停减硝酸甘油量，以及心电图血脂的明显改善和远期疗效等方面效果均优于相应西医疗法。说明膈下逐瘀汤是治疗冠心病心绞痛的有效方药，值得临床研究。

二、慢性缩窄性心包炎

慢性缩窄性心包炎是由于心包慢性炎症所导致心包增厚、粘连甚至钙化，使心脏舒张、收缩受限，心功能减退，引起全身血液循环障碍的疾病。慢性缩窄性心包炎多数由结核性心包炎所致。急性化脓性心包炎迁延不愈而成者约占10%，其他亦可由风湿、创伤、纵隔放疗等引起，占极少数。我国导致这方面炎症最多见的原因是结核和化脓性感染，其次为霉菌或病毒感染等。

普遍增厚的心包束缚心脏，全身各脏器瘀血，临床可出现颈静脉怒张、肝大、腹水、胸水等征象。结核性心包炎可在急性期后3～6个月出现症状。常见的有疲乏、气短、尿少、腹胀、食欲减退、腹水、肝大乃致全身水肿，呼吸困难加重。心电图，超声心动图，X线，右心导管检查等可进一步诊断。①心电图：多数有低电压，窦性心动过速，少数可有房颤，多个导联T波平坦或倒置。有时P波增宽或增高呈"二尖瓣型P波"或"肺型P波"表现左、右心房扩大，也可有右心室肥厚。②超声心动图：可见右心室前壁或左心室后壁振幅变小，如同时有心包积液，则可发现心包壁层增厚程度。③X线检查：心脏阴影大小正常或稍大，心增大可能由于心包增厚或伴有心包积液，左右心缘正常弧弓消失，呈平直僵硬，心脏搏动减弱，上腔静脉明显增宽，部分病人心包有钙化呈蛋壳状，此外，可见心房增大。④心导管检查：右心房平均压升高，压力曲线呈"M形"或"W形"，右心室压力升高，压力曲线呈舒张早期低垂及舒张晚期高原的图形，肺毛细楔嵌压也升高。

缩窄性心包炎临床上诊断时容易造成误诊。由于心包纤维化、钙化而束缚心脏，影响心脏的舒缩功能。最终以循环障碍或肝肾功能不全而出现一系列临床症状，加之本病的亚临床型多于临床型，继发性多于原发性，继发性患者的临床表现易被原发病所掩盖，是造成误诊、漏诊的主要原因；病史采集不全面，体格检查不仔细，遗漏了某些重要体征，尤其是对心脏受压的特殊表现重视不够，或未及时行其他各项有关检查，故容易造成误诊。因此在诊断时，应严格地与各种可能的疾病进行鉴别诊断。临床上主要是需要与肝硬化、充血性心力衰竭、结核性腹膜炎相鉴别，缩窄性心包炎在临床表现和血流动力学上与限制型心肌病很相似，必要时可通过心内膜活检来诊断。

【临床应用】

西医认为对于本病的治疗，早期应施行心包切除术，以避免发展到心源性恶液质、严重肝功能不全、心肌萎缩等。通常在心包感染被控制、结核活动已静止即应立即手术。至于手术时机的把握，多在确诊本病，以急性症状消退后，就及早考虑心包剥离手术，以免发生心肌萎缩而影响手术疗效。手术前应卧床休息。低盐饮食，酌情给予利尿剂，有贫血及血清蛋白降低者，应给予支持疗法，改善一般状况，有活动性结核病者，在手术前后均应积极进行抗结核治疗。对病程较长，心功能减退较明显者，术前或术后可给予强心剂，小剂量去乙酰毛花苷注射液或地高辛，以防萎缩的心肌在增加负担后发生心力衰竭。单有心包钙化而无静脉压增高者不需特殊治疗，心肌对强心剂反应差或肝肾功能很差者，不宜手术。

而中医对于不宜手术人群，甚至早期采用手术治疗后，留有后遗症者，都可以取得改善症状，甚则治愈疾病的效果，正如下列病案所述。但本病的中医临床报道，文献资料很少，而应用膈下逐瘀汤治疗本病的报道及验案更少，其可能原因是中医对于本病的治疗，很多是未通过具体医疗手段所确诊的，中医治疗疾病注重"证"的研究，对于西医学中，以病理生理，实验室检查等命名的疾病的研究则很少，因此本病的治疗，中医的应用空间很广阔，中医作为一种姑息疗法，对于本病的防治，及预后都可以取得积极的疗效。

【病案举例】

患者李某[7]，男，于 1978 年春患结核性心包炎，并有心包积液，经天津市儿童医院确诊并住院治疗，病情好转，积液吸收。惟形成心包缩窄，即"缩窄性心包炎"。院方会诊后，拟手术治疗，因家长不同意手术，出院回村邀余诊治。查患儿面色无华，口唇淡青而暗，体质瘦弱，倦卧懒言，神疲乏力，脘腹胀闷，胃呆纳少。肝大剑下三指，质硬。脉沉细而数。舌质紫淡、苔白薄。据上述脉症，诊为血瘀气滞，肝胃不和，治以活血化瘀，疏肝调气之剂。处方：归尾 9g，赤芍 5g，川芎 3g，红花 3g，灵脂 6g，桃仁 3g，丹皮 5g，乌药 6g，香附 6g，桔梗 3g，枳壳 5g，郁金 5g，瓜蒌 5g，蒲黄 5g，延胡索 5g。水煎服，日 1 剂。服 10 剂后，病大有好转，面色口唇较前红润，肝缩小至二指，质较软。饮食增加，体质、精神均有所恢复。脉沉细，舌暗红，苔微黄。效不改方，加地鳖虫 6g，以增强活血化瘀之力。前后共服上方 40 余剂，患儿一切如常，数日后，其父携患儿赴天津市儿童医院复查，证实缩窄性心包炎的症状消失，肝未触及，腹部柔软，检查均属正常。

在此次治疗中，通过辨证使用膈下逐瘀汤加减，收到很好效果。仅此重复验证一例患者，因效果确实，希望能更多重复使用于临床，进一步证实其效果。

按：此则验案有力的证明了中医治疗缩窄性心包炎等难治性疾病的良好疗效。患儿面色无华，口唇淡紫而暗，倦卧懒言，脘腹胀闷，肝脏肿大，舌质淡紫等，辨证当属本虚标实之证，本虚以脾虚见证为主，可见面色无华，体质瘦弱，倦卧懒言，神疲乏力，标实以气滞血瘀见证为主，脘腹胀闷，胃呆纳少为肝胃不和，中焦气滞；肝大，舌质紫淡，口唇淡青为瘀血征象，治以王清任五逐瘀汤之一的膈下逐瘀汤活血化瘀，行气导滞，效若桴鼓，服药后，肝脏体积明显缩小，质地变软，临床症状逐渐减轻，由此可见膈下逐瘀汤对于缩窄性心包炎的辨证治疗，效果确实，可以达到西医所无法想象的疗效。西医对于缩窄性心包炎的治疗除了急早的手术治疗外，别无他法，西药制剂没有办法解决心包积液，心包粘连，钙化等心脏病理性改变，而中草药在此则可以发挥重要的作用。

第三节　消化系统疾病

一、胃炎

西医学中急性胃炎、慢性胃炎、胃溃疡等病出现以心下，脐上部位疼痛为主要症状者，属于中医学胃痛范畴。中医学认为胃痛是以上腹胃脘部近心窝处疼痛为主症的病证。"胃脘痛"之名最早记载于《内经》，如《灵枢·邪气脏腑病形》指出："胃病者，腹（膜）胀胃脘当心而痛，上支两胁，膈咽不通，饮食不下，取之三里也。"并提出了胃痛的发生与肝、脾有关，如《素问·六元正纪大论》说："木郁之发，民病胃脘当心而痛。"唐宋以前文献多称胃脘痛为心痛，于属于心经本身病变的心痛时有混淆。如《伤寒论·辨太阳病脉证并治》说：伤寒六七日，结胸热实，脉沉而紧，心下痛，按之石硬，大陷胸汤主之。"这里的心下痛，按之石硬，当属胃脘痛。又如《外台秘要·心痛方》说："足阳明为胃之经，气虚逆乘心而痛，其状腹胀归于心而痛甚，谓之胃心痛。"宋代之后医家对胃痛于心痛的病位提出了更明确的质疑与区分，如《三因极一病证方论·九痛叙论》曰："夫心痛者，在，＜方论＞有九心痛，＜内经＞则曰举痛，一曰卒痛，种种不同，以其痛在中脘，故总而言曰心痛，其实非心痛也。"金元时代医家，李东垣的《兰室秘藏》首立"胃脘痛"一门，将胃脘痛的证候、病因病机和治法与心痛区分，使胃痛成为独立的病证。明清时期，胃痛的因机治法则更加清晰明确，如《寿世宝元·心胃痛》言："胃脘痛者，多是纵恣口腹，喜好辛酸，恣饮热酒煎煿，复食寒凉生冷，朝伤暮损，日积月深，自郁成积，自积成痰，痰火煎熬，血亦妄行，痰血相杂，妨碍升降，故胃脘疼痛。"又如《临证指南医案·胃脘痛》说："夫痛则不通，通字须究气血阴阳，便是看诊要旨意。""初病在经，久痛入络，以经主气，络主血，则可知其治气治血之当然也。凡气既久阻，血亦应病，循行之脉络自痹，而辛香理气，辛柔和血之法，实为对待必然之理。"为后世辨治胃痛奠定了坚实的基础。

西医认为胃炎指的是任何病因引起的胃黏膜炎症，常伴有上皮的损伤和细胞再生。按临床发病的缓急和病程的长短，一般将胃炎分为急性胃炎和慢性胃炎。急性胃炎是由多种病因引起的急性胃黏膜炎症。临床上急性发病，常表现为上腹部症状。相对而言慢性胃炎是胃黏膜的慢性炎症。慢性胃炎根据病理组织学改变和病变在胃的分布部位，将慢性胃炎分为浅表性、萎缩性和特殊类型三大类。慢性浅表性胃炎是指不伴有胃黏膜萎缩性改变、黏膜层见以淋巴细胞和浆细胞为主的慢性炎症细胞浸润的慢性胃炎，幽门螺杆菌是这类慢性胃炎的主要病因。慢性萎缩性胃炎是指胃黏膜已发生了萎缩性改变的慢性胃炎，常伴有肠上皮化生。其病因和发病机制主要与幽门螺旋杆菌感染和饮食环境因素有关。临床表现为上腹部痛或不适、上腹胀、早饱、嗳气、恶心等消化不良症状，这些症状之有无及严重程度与慢性胃炎的内镜所见及组织病理学改变并无肯定的相关性。其治疗主要是对症治疗，采用杀菌药、抗酸药、促胃肠动力药、胃黏膜保护药等联合应用。

【临床应用】

马氏[8]应用膈下逐瘀汤加减治疗慢性萎缩性胃炎 80 例，取得满意效果。患者主要临床症状为胃脘部疼痛，上腹胀满，嗳气不舒，恶心欲呕，大便不成形，体重逐渐下降。舌质淡红或舌色暗有瘀斑，苔白或白厚腻，脉弦细或沉细。膈下逐瘀汤加减方是：五灵脂、川芎、桃仁、香附各 12g，当归、赤芍、延胡索各 15g，丹皮、红花、乌药各 9g，甘草6g。加减：属胃寒者加砂仁6g，高良姜10g；肝郁犯胃者加柴胡9g，厚朴、白芍各10g；大便色黑，潜血阳性者加白及9g，三七粉2g；胃阴不足加百合30g。临床症状缓解后，予香砂六君子健脾和胃、益气养血以善其后。

【病案举例】

1. 杨某某[9]，男，52 岁。于 2002 年 5 月 26 日就诊。主诉：反复胃痛 5 年，复发加重 15 天。刻诊：剑突下疼痛，刺痛拒按，食后痛甚，时自觉剑突下有一鸽蛋大肿物，时聚时散，恶心反酸，舌质暗淡，舌右边有一蚕豆大瘀斑，脉弦。经胃镜检查诊断为：慢性胃炎糜烂型。此为久痛入络，气滞血瘀之证，予膈下逐瘀汤化裁：药用桃仁9g，红花9g，川芎12g，赤芍15g，丹参15g，生蒲黄15g，五灵脂15g，炒枳壳15g，香附15g，延胡索15g，法罗海15g，吴茱萸3g，黄连9g，三棱9g，生甘草3g。服上方 3 剂后，剑突下刺痛大减，不觉肿物，继服 3 剂而痛止。后以柴芍六君子汤善后。

2. 肖某某[9]，女，38 岁。于 2004 年 3 月 13 日初诊。胃痛 12 年，经中西医多方调治未愈。近 1 年来胃脘痞胀，时有刺痛，食后痛甚，痛时喜按，形体瘦弱，面色苍白，神倦短气，食欲不振，喜热饮，小便清长，大便稀溏，1 日 2 次，且舌体瘦小，舌质紫暗，舌下脉络曲张，有散在小瘀点，苔白，脉细涩，经胃镜检查为：慢性胃炎。综观诸症，属血瘀气滞，元气亏虚。治宜化瘀行滞，补益元气。予膈下逐瘀汤化裁：药用川芎 12g，赤芍 12g，当归 12g，三棱 9g，红花 9g，生蒲黄 9g，炒枳壳 12g，台乌 12g，丹参 12g，红参 12g，广木香 9g，砂仁 9g，法罗海 15g，炙甘草 6g。3 月 20 日复诊，服上方 3 剂后，胃脘痞胀稍减轻，无刺痛感，肢倦明显，余症同前，继以上方加黄芪 30g。3 月 27 日再诊，胃脘仍觉痞胀，偶有隐痛，神倦肢软，面色无华，食欲差，小便清长，大便稀，舌暗不鲜，舌下脉络不曲张，小瘀点消失，脉细涩，上方去红花、生蒲黄加大枣 30g，生姜 15g，焦楂肉 15g。4 月 2 日再诊仍觉胃脘阵发性痞胀，偶有隐痛，食欲差，乏力肢倦，舌暗不鲜，苔薄白，脉细无力，用香砂六君子汤加三棱、丹参、良姜、香附、大枣、黄芪调治 2 个月余胀消痛止，至今胃病未发。

按：血瘀是慢性胃炎的病机关键，刘老[9]认为本病的病因主要是外感寒邪、饮食不节、精神刺激及脾胃虚弱，而这些致病因素皆可导致瘀血形成。①寒邪外袭，血得寒则凝，寒邪使血行减慢，终致瘀血形成。如《灵枢·百病始生》篇曰："胫寒则血脉凝涩，血脉凝涩则寒气上入于肠胃，入于肠胃则膜胀，膜胀则肠外之汁沫迫聚不得散，日以成积。"②饮食不节，或过食寒凉生冷，或过食辛辣厚味，或饥饱无常，脾胃受损，气机升降失常，为瘀血的形成创造了条件。③情志不遂，最易影响气机。如《素问·举痛论》曰："怒则气上，喜则气缓，悲则气消，恐则气下，惊则气乱，思则气结，"气为血之帅，气行则血行，气机不畅，必致血行不畅，日久则形成瘀血。如《灵枢·百病始生》篇曰："若内伤于忧怒，则气上逆，气上逆则六俞不通，温气不行，凝血蕴里而不散"。④脾主升，胃主降，脾胃为气机升降的枢纽，脾胃虚弱，气行血能力下降，日久亦致血瘀。总之，从病因上看，本病的各种致病因素均易致瘀。在症状上，本病主要表现为上腹饱胀不适、疼痛、反酸、嗳气、烧灼感、恶心、呕吐、口干不欲饮等，尚可见呕血、便血等上消化道出血症状，舌象常见舌质紫或有瘀点瘀斑，上述症状皆可由瘀血引起。如《金匮要略·惊悸吐衄下血胸满瘀血病脉证治》曰："病人胸满，唇痿舌青，口燥，但欲漱水不欲咽，无寒热，脉微大来迟，腹不满，其人言我满，为有瘀"。《诸病源候论·痞噎病诸候》曰："气血壅塞不通而成痞也"，又《血证论·瘀血》曰："瘀血在里则口渴，所以然者，血与气本不相离，内有瘀血，气不得通，不能载水津上升，是以发渴，名曰血渴，瘀血去则不渴矣"，这说明瘀血可致上腹饱胀不适、口干不欲饮、舌质紫暗。《素问·举痛论》曰："寒气客于肠胃之间，膜原之下，血不得散，小络急引，故痛"，这指出"疼痛"可有瘀血引起，刺痛且痛有定处、拒按固由瘀血引起，而疼痛喜按喜暖也可由瘀血所致。如《素问·举痛论》指出："按之则血气散，故按之痛止"，《血证论》中说："瘀血在此，伤荣气则寒"。而中医认为"离经之血便为瘀"，呕血、便血等出血症状更说明有瘀；舌质紫或有瘀点瘀斑，为诊断血瘀的指征之一。因此，从症状上也说明慢性胃炎有血瘀证。针对瘀血，用膈下逐瘀汤以活血化瘀行滞，守方守法，并随证灵活加减，多可获效。

二、消化性溃疡

消化性溃疡中的胃溃疡属中医学胃痛范畴，兹前已详论，现不赘述。须特别注意的是溃疡的黏膜缺损超过黏膜肌层，有别于糜烂。西医学认为消化性溃疡的病因和发病机制主要是幽门螺旋杆菌感染和服用非甾体抗炎药两种。上腹痛是消化性溃疡的主要症状，但部分患者可无症状或较轻不为患者所注意。典型的胃溃疡表现为餐后约1小时发生胃脘部疼痛，经1~2小时后逐渐缓解，至下餐进食后再重复上述节律，无明显的体征，上腹部有时可有局限性轻压痛。消化性溃疡的治疗分为一般治疗和对症治疗。一般治疗即注意饮食规律，避免过度劳累和精神紧张，以及戒烟，戒酒，禁用非甾体类抗炎药。针对病因的治疗是积极根除幽门螺旋杆菌，而抑制胃酸分泌的药物和保护胃黏膜药物主要是起缓解症状和促进溃疡的愈合作用，常与根除幽门螺杆菌治疗配合使用。

【临床应用】

膈下逐瘀汤治疗胃痛瘀血停胃证，多有胃脘疼痛，如针刺，似刀割，痛有定处，按之痛甚，痛时持久，食后加剧，入夜尤甚，或见吐血黑便，舌质紫暗或有瘀斑，脉涩。若四肢不温，舌淡脉弱者，当为气虚无以行血，加党参、黄芪等益气活血；便黑可加三七、白及化瘀止血，若口干咽燥，舌光无苔，脉细，为阴虚无以濡养，加生地、麦冬以滋阴润燥。前人有"通则不痛"之说，但决不能局限于狭义的"通"法，正如叶天士所谓"通字须究气血阴阳"。属于胃寒者，散寒即所谓通；属于食滞者，消食即所谓通；属于气滞者，理气即所谓通；属于热郁者，泄热即所谓通；属于血瘀者，化瘀即所谓通；属于阴虚者，养阴即所谓通；属于阳虚者，温阳即所谓通。根据不同的病机及兼夹采取相应的治法，才能善用"通"法。

【病案举例】

王某[10]，男，55岁。1年来，胃脘疼痛如针刺，部位固定拒按，进食痛剧，舌质有瘀斑，苔薄黄，脉弦。经医院胃镜检查提示：胃小弯溃疡。病理检查示：胃黏膜不典型增生。辨证：气滞血瘀，胃络受损。治法：活血化瘀，和络止痛。方药：膈下逐瘀汤加减，蒲黄、五灵脂、丹参、当归、赤芍、白芍各10g，煅瓦楞子15g，延胡索、郁金、蒲公英、红花各10g，海螵蛸15g，三七粉（冲）4g，桃仁6g。经上药治疗1个月，胃脘疼痛症状明显减轻，饮食增进。增加白及、茜草各10g，继服1个月，胃脘疼痛症状逐渐消退。又调治1个月，自觉症状消失，复查胃镜，溃疡修复而痊愈。

按：胃脘痛是胃溃疡的主要症状之一，多因六淫犯胃、情志所伤、饮食不节所致。因证有寒、热、虚、实之不同，因而辨证论治较一方统治更能切合病因病机。中医认为："通则不痛，不通则痛。"寒、热、积、滞等诸多因素均可导致气血阻滞，形成溃疡而发生胃脘疼痛，所以在辨证治疗该病时，理气活血药必不可少，如降香、香附、枳实、郁金、当归等药应辨证选用。因胃酸相对过多所致者，当用制酸止痛法，药如煅瓦楞子、煅龙骨、海螵蛸等，均可用之。临床证实，这些药不仅制酸止痛效果好，而且对溃疡面的修复有帮助。如果胃溃疡表现为急痛拒按、便实、口干苔黄、脉象滑数等实热证，蒲公英、黄连、栀子不可少，即清热止痛之法。如疼痛的同时伴有打呃、嗳气频繁，多因腑气不降，胃气上逆，浊气上干所致，此时用旋覆代赭汤有很好的疗效。代赭石、旋覆花有降逆重镇之功，一般应以厚朴、紫苏子、枳实以助理气之效，痛甚加金铃子散，泛酸加海螵蛸，常在2~3剂后嗳气全除，胃痛亦止或大减。

张氏[10]于临床中观察，许多中药对胃溃疡的治疗有独特的疗效。如黄芪：味甘，有补气升阳、固表止汗、利水消肿及托疮生肌的功效，故胃溃疡患者表现为虚寒见证者黄芪为要药，如黄芪建中汤疗效颇佳。海螵蛸：功能收敛止血，且能中和胃酸，保护胃、十二指肠溃疡面，胃溃疡症见泛吐酸水、溃疡面出血可辨证用之。煅瓦楞子：有制酸止痛作用，能保护胃黏膜，常与海螵蛸配用，修复溃疡面。甘草：有缓解挛急之功，常与赤芍、白芍配伍治腹中挛急而痛。据现代药理报道，甘草有缓解平滑肌痉挛的作用，又能抑制组胺引起的胃酸分泌，这与中医学药理学研究结果相一致。白芍、山楂、五味子皆味酸，如遇胃酸少者适宜，如胃酸多者用量要适当控制，以免影响溃疡病的治疗。三七：既可活血化瘀，又可止血止痛。根据临床实践验证，本品的止血功效颇为显著，且有止血不留瘀的特点，故对胃溃疡出血较多的患者为良药。

三、胃癌

胃癌是胃黏膜上皮和腺上皮发生的恶性肿瘤。根据胃癌在病理上的变化程度将其分为早期和中晚期胃癌。早期胃癌是指癌组织浸润仅限于黏膜层或黏膜下层，而不论有无淋巴结转移。中晚期胃癌则是指癌组织浸润超过黏膜下层或浸润胃壁全层。胃癌的病因和发病机制与四个因素相关：一是环境和饮食因素，二是幽门螺杆菌感染，三是遗传因素，四是癌前状态。胃癌的临床表现多为无特异性的消化道症状，早期甚至可以无症状，进展期出现上腹痛，伴见纳差，厌食，体重减轻，患者常有早饱感及软弱无力等症。胃癌的诊断主要依据内镜检查加活检以及 X 线钡餐。而内镜检查结合黏膜活检，是目前最可靠的诊断手段，有经验的内镜医师诊断准确率可达 95% ～99%。外科手术切除加区域淋巴结清扫是目前唯一可能治愈胃癌的手段，有转移淋巴结癌灶的早期胃癌及全部进展期胃癌需辅以化疗。

中医学中没有胃癌等的具体病名，但其可归属于积聚的范畴。《圣济总录》说："瘤之为义，留滞不去也。"就对瘤的含义作了精辟的解释。而"癌"字首见于宋·东轩居士所著的《卫济宝书》中，该书将"癌"作为痈疽五发之一。此外中医古籍对癌病的临床表现、病因病机、治疗、预后、预防等均有所记载。如《素问·玉机真脏论》言："大骨枯槁，大肉陷下，胸中气满，喘息不便，内痛引肩项，身热，脱肉破䐃，真脏见，十月之内死。"又如《诸病源候论·积聚病诸候》言："诸脏受邪，初未能成积聚，留滞不去，乃成积聚。"总之积聚的形成不外气滞血瘀、痰凝湿阻，故治疗时多用活血化瘀之品，而膈下逐瘀汤正是活血行气的良剂，故临床中多用膈下逐瘀汤治疗胃脘部癌瘤。

此外经过现代药理及临床研究筛选出的一些具有抗肿瘤作用的中药，可以在辨证论治的基础上配伍使用，以期提高疗效。如清热解毒类的白花蛇舌草、半边莲、半枝莲、龙葵、蚤休等；活血化瘀类的穿山甲、鬼箭羽、全蝎、蜈蚣等；化痰散结类的贝母、南星、半夏、皂角、海藻等；特别是虫类攻毒药的应用，蟾蜍、蜂房、土鳖虫、蜣螂、地龙等，往往收到意想不到的效果。

【临床应用】

陶氏[11]在临床中采用中医辨证方法治疗胃癌晚期40例,取得满意疗效,与同期采用化学药物(简称化疗)治疗的35例进行对照,效果明显。

陶氏[11]将临床中收集的75例病人随机分为两组,治疗组40例,其中男28例,女12例;年龄最小者34岁,最大者70岁,平均年龄49岁;病理类型:低分化腺癌17例,乳头状腺癌13例,印戒细胞癌5例,鳞状细胞癌2例,未分化癌3例;辨证分型:热毒蕴结型12例,肝胃不和型6例,脾胃虚弱型14例,气血亏虚型8例。对照组35例,其中男25例,女10例;年龄最小者32岁,最大者72岁,平均45岁;病理类型:低分化腺癌18例,乳头状腺癌9例,印戒细胞癌5例,鳞状细胞癌2例,未分化癌1例。两组病人的年龄、性别以及肿瘤的病理类型基本相似,经统计学处理,具有可比性。诊断标准是:75例病人均经胃镜检查及病理活检确诊为胃癌,并经B超或CT检查发现胸腔或腹腔、盆腔脏器、锁骨上淋巴结转移,且已无手术指征,或手术以后出现复发或转移而无再次手术指征。治疗方法采用:

(1)治疗组按中医辨证分为4型。①热毒蕴结型:症见胃脘不适,疼痛拒按,心下痞块,按之坚硬不移,或呕血、便血,舌质紫暗或见瘀斑,苔薄白或薄黄,脉沉细或涩。治法:解毒祛瘀消癌。处方:膈下逐瘀汤加减;桃仁、红花、当归、赤芍、川芎、延胡索、香附、枳壳、乌药、丹参、白参(蒸兑)、白术、茯苓、黄连、三七粉(冲服)、地榆炭、土鳖、石见穿、白花蛇舌草。随症加减:火热内郁者,加黄芩、栀仁;兼口渴喜饮,舌干无苔者,加沙参、麦冬、女贞、旱莲草。②肝胃不和型:症见胃脘或腹部胀满,时作胀痛,攻窜两胁,口苦心烦,嗳气陈腐,或呃逆、呕吐反胃,或大便泄泻,舌质淡红,苔薄白,脉弦细。治法:疏肝解郁,降逆止呕抗癌。处方:柴芍六君子汤合痛泻要方加减;党参、白术、茯苓、砂仁、半夏、延胡索、香附、醋炒柴胡、八月扎、半枝莲、枳实、白芍、木香、陈皮、甘草。随症加减:兼腑实便结者,加大黄、厚朴、枳实;兼肛门坠胀者,加升麻。③脾胃虚弱型:症见嗳气泛酸,恶心纳差,腹胀,或有呕吐,便溏,舌质淡,苔薄白,脉细弱。治法:健脾养胃,益气抗癌。处方:参苓白术散加减;白参(蒸兑)、茯苓、白术、淮山药、莲子肉、薏苡仁、砂仁、扁豆、乌贼骨、半枝莲、石见穿、甘草。随症加减:兼形寒肢冷者,加干姜、制附子;痛甚加五灵脂、三棱、延胡索;腹水或下肢浮肿者,加车前子、木通、冬瓜皮、赤小豆、制鳖甲(先煎30分钟)。④气血亏虚型:症见全身乏力，心悸气短，头晕目眩，面色无华，自汗或盗汗，舌淡少苔，脉沉细无力。治法：益气、补血、抗癌。处方：八珍汤加减；西洋参（蒸兑）、黄芪、白术、茯苓、当归、白芍、阿胶（烊化）、黄精、首乌、白英。兼黑便者，加地榆炭、灶心土；兼脱肛者，加炙升麻、炙柴胡。每日 1 剂，水煎，分两次服。连服 1 个月为 1 疗程。

（2）对照组是：按 CF 方案予化学药物治疗，即氟脲嘧啶 0.5g 加 5% 葡萄糖 500ml 静脉滴注，1～5 天；甲酰四氢乙酸钙 0.1g 加生理盐水 250ml 静脉滴注，于氟脲嘧啶前后用。一般 21 天为 1 周期，2 周期为 1 疗程。

疗效观察显示：

（1）两组临床症状改善情况：①恶心呕吐：治疗组治前 35 例，有效 30 例，有效率 85.7%；对照组治前 28 例，有效 2 例，有效率 7.1%。②神疲乏力：治疗组治前 30 例，有效 25 例，有效率 93.3%；对照组治前 20 例，有效 5 例，有效率 17.7%。③厌食：治疗组治前 40 例，有效 32 例，有效率 80.0%；对照组治前 27 例，有效 6 例，有效率 22.2%。④胃脘胀痛：治疗组治前 25 例，有效 21 例，有效率 84.0%；对照组治前 24 例，有效 10 例，有效率 4.2%。⑤呕血或黑便：治疗组治前 15 例，有效 10 例，有效率 67.0%；对照组治前 14 例，有效 4 例，有效率 28.6%。

（2）两组治疗后生存率：治疗组 40 例，生存 >1 年 25 例，生存率 62.5%；对照组 35 例，生存 >1 年 12 例，生存率 37.1%。

由此发现中医药在治疗胃癌方面有其独到的疗效，不但能明显的缓解患者的临床症状，提高生活质量，而且能有效的延长病者的生存时间。膈下逐瘀汤作为治疗胃癌的主要方剂，通过临床中辨证施治，随证加减，确能起到意想不到的效果，能使患者带病而延天年。

【病案举例】

患者梁某[11]，男，74 岁，因胃脘不适，心下痞块，纳差，乏力数月，就诊于某医院，做胃镜检查及病理活检等详细检查后确诊为胃癌，患者年事已高，本人及家属均不愿接受手术治疗，故主要以化疗及中药进行治疗，患者症见胃脘不适，疼痛拒按，心下痞块，按之坚硬不移，时有黑便，舌质紫暗边有瘀斑瘀点，苔薄白，脉沉细涩。治以祛瘀解毒消癌为法，处方：隔下逐瘀汤加减，桃仁 10g、红花 6g、当归 12g、赤芍 12g、川芎 10g、延胡索 12g、香附 15g、枳壳 10g、乌药 6g、丹参 15g、白参 10g（蒸兑）、白术 12g、茯苓 12g、黄连 5g、三七粉 6g（冲服）、地榆炭 20g、土鳖 10g、石见穿 30g、白花蛇舌草 30g。每日 1 剂，水煎，分2次服。连服1个月为1疗程。治疗3个月后，病情稳定，精神可，纳食可，二便调。

　　按：胃癌属于中医学"胃脘痛"、"反胃"、"积聚"等范畴。其主要病因病机为饮食不节，情志不遂，以致肝失疏泄，胃失和降；或因久病，脾胃受损，痰湿内生，气结血凝，瘀阻于胃而成。所谓"有胃气则生，无胃气则死"，因此可在辨证论治的基础上选用健脾和胃的"四君子汤"作为各种症型的基本方，意在益气固本、保护胃气，以达到培本固元，调补正气的作用。此外根据西医学研究表明：四君子汤中的白术挥发油有直接抑制癌细胞增殖活性的作用；茯苓多糖、炙甘草皂苷等均已被证实有抗肿瘤的效果。其次四君子汤在小鼠免疫功能的实验中，有提高荷瘤小鼠的淋巴细胞转化率，增加T细胞及B细胞功能的作用[12]。另外根据辨病论治的原则，可以在胃癌各证型的主方中酌加蚤休、半枝莲、白花蛇舌草、白英、八月扎、石见穿等清热解毒、活血化瘀、软坚散结之品，可以达到以毒攻毒、消肿抗癌的目的。总而言之，胃癌是我国常见恶性肿瘤之一，不仅发病率高，死亡率亦高。其早期诊断率＜10%，即使是已行根治术的患者仍有30%的复发或转移，不能再行手术。若这些病人选择化疗，不仅疗效差，而且毒副反应极大。同时晚期胃癌患者，大多一般情况较差，多伴有恶病质的形成，更难以耐受化疗。因此选择应用中医药治疗，通过调整患者脏腑功能，促进阴阳气血的相互平衡，能够有效地缓解患者的临床症状，提高其生活质量和免疫功能，从而达到提高生存期的目的。

四、呃逆

　　呃逆是指胃气上逆动膈，气逆上冲，出于喉间，呃呃连声，声短而频，不能自制的一种病证。

　　该病证属于胃肠道疾患引起者占绝大多数，但亦可由心脑血管病证、肝胆病证、肾和膀胱病证引起，中医药治疗此病效果显著。

　　呃逆俗称打嗝，古称哕，又称哕逆。《内经》首先提出其病位在胃，如《素问·宣明五气》云："胃为气逆，为哕，为恐。"并认识到其发病多与胃失和降有关，如《灵枢·口问》云：谷入于胃，胃气上注于肺，今有故寒气与新谷气俱还入于胃，新故相乱，真邪相攻，气并相逆，复出于胃，故为哕。"呃逆之作，乃中焦先有寒气，不能受纳新入之谷气，两者相乱，胃失和降，其气上逆而成。《内经》对呃逆病变、部位和发病机制的阐发，为后世所宗，同时记载了三种简便的治疗方法，《灵枢·杂病》云："哕，以草刺鼻，嚏而已；无息而立引之，立已；大惊之，亦可已。"汉·张仲景《金匮要略·呕吐哕下利病脉证并治》对呃逆的证治作出了论述，记载了橘皮汤通阳和胃治胃寒气逆之呃逆，橘皮竹茹汤清热补虚治疗胃中虚热之呃等有效方剂；对"哕而腹满"之实证者，则提出"视其前后，知何部不利，利之则愈"的治疗原则。明·张景岳《景岳全书·杂证谟·呃逆》认为呃逆之大要，亦为三者而已，一曰寒呃，二曰热呃，三曰虚脱之呃"，可谓提纲切领，要言不烦。清·程钟龄《医学心悟·呕吐哕》认为"呃逆之症，气自脐下直冲上，多因痰饮所致，或气郁所发，扁鹊丁香散主之；若火气上冲，橘皮竹茹汤主之；至于大病中见呃逆者，是土败木贼，胃绝，多难治也。"

西医学中的单纯性膈肌痉挛即属呃逆范畴。其他疾病如胃肠神经官能症，胃炎，胃扩张等都可以引起呃逆。

【临床应用】

呃逆总由胃气上逆动膈而成。其造成胃气上逆的原因，多为饮食、情志等因素，或正气亏虚，或寒、热、痰、郁，皆可致胃失和降，胃气上逆。呃逆的病位在膈，故运用膈下逐瘀汤治疗呃逆，可谓药证相应，虽由瘀血致呃者，所见不多，但随着现代科技的发展，手术等多种治疗手段应用到临床中，解决了众多疑难杂症，但其多有遗留血瘀之症，并屡见不鲜。正如清·李用粹《证治汇补·呃逆》言："火呃，呃声大响，乍发乍止，烦渴便难，脉数有力；寒呃，朝宽暮急，连续不已，手足清冷，脉迟无力；痰呃，呼吸不利，呃有痰声，脉滑有力；虚呃，气不接续，呃气转大，脉虚无力；瘀呃，心胸刺痛，水下即呃，脉芤沉涩。"如上文所言之瘀呃之证，临床见之甚少，但不可不知，辨证求因，运用活血化瘀之剂，而治愈胃系之疾患。

【病案举例】

蒋某[13]，男，40岁。1959年10月27日就诊，患者因胃痛复发，多处求医，救治于多家医院诊所，杂治数月无效，并从嗳气中出现呃逆，服疏肝理气，降逆止呃等剂效不明显来诊。现症：呃声频作，胃脘胀痛，胸胁不舒，食少不饥，大便秘，心烦，舌暗，脉弦数。处以膈下逐瘀汤加减，方如下：乌药、香附、枳壳、焦三仙各12g，延胡索、当归、川芎、桃仁、丹皮、赤芍、大黄各10g，红花、甘草各6g。服药3剂，呃逆胃痛大减。继服上方5剂，痊愈。随访1年，未复发。

按：本例呃逆，乃胃痛日久不愈，气滞郁结，导滞血瘀，阻滞于膈，升降失常所致，故方用膈下逐瘀汤加大黄，以调气行滞活血，使气顺血活而呃逆自平。《景岳全书·杂证谟·呃逆》曰："凡杂证之呃，虽由气逆，然有兼寒者，有兼热者，有因食滞而逆者，有气滞而逆者，有因中气虚而逆者，因有阴气竭而逆者，但察其因而治其气，自无不愈。若轻易之呃，或偶然之呃，气顺而已，本不必治。惟屡呃为患及呃之甚者，必其气有大逆，或脾肾元气大有亏竭而然。然实呃不难治，而惟元气败竭者，乃最危之候也。"前人治呃逆多从气逆论治，或胃气逆，或肝气逆，认为呃逆之证或为气实，或为气虚，或为气而兼寒，或为气而兼热，总不离乎气字，但今以膈下逐瘀汤治疗呃逆之证，疗效甚显，可见血瘀亦可导致呃逆，也阐明了由气而及血，气病日久必致血病，气血互立互用的辨证关系。清以前，古人但知治气，不知治血，所立之方亦多以行气燥湿，降逆为法，活血化瘀之法很少用于呃逆之证，至王清任以来，众医家开始重视血病，并将气血辨证列为一法，始将活血化瘀之法广泛用于多种疾患，并形成了"久病入络"，"久病成瘀"之说，可谓真知灼见，乃经验之谈。

五、溃疡性结肠炎

西医学认为溃疡性结肠炎是一种病因尚不十分清楚的直肠和结肠慢性非特异性炎症性疾病。病变主要限于大肠黏膜与黏膜下层。临床表现为腹泻、黏液脓血便、腹痛。病情轻重不等，多呈反复发作的慢性病程。病理表现为固有膜内弥漫性淋巴细胞、浆细胞、单核细胞等细胞浸润，活动期并有大量中性粒细胞和嗜酸性粒细胞浸润。病变主要位于大肠，多数在直肠乙状结肠，可扩展至降结肠、横结肠，也可累及全结肠。结肠炎症在反复发作的慢性过程中，黏膜不断破坏和修复，至正常结构破坏。显微镜下见隐窝结构紊乱表现为腺体变形、排列紊乱、数目减少等萎缩改变，伴杯状细胞减少和潘氏细胞化生。可形成炎性息肉。由于溃疡愈合瘢痕形成及黏膜肌层及肌层肥厚，使结肠变形缩短、结肠袋消失，甚至肠腔缩窄。治疗分为一般治疗、药物治疗和手术治疗。一般治疗强调休息、饮食、和营养。药物治疗主要是氨基水杨酸制剂、糖皮质激素、免疫抑制剂三类。

溃疡性结肠炎属中医学泄泻、痢疾范畴。中医学认为泄泻是指以排便次数增多，粪质稀溏或完谷不化，甚至泻出如水样为主症的病证。古有将大便溏薄而势缓者称为泄，大便清晰如水而势急者称为泻。本病首载于《内经》，如《素问·气交变大论》中有"鹜溏"、"飧泄"、"注下"等病名。并对其病因病机等有较全面论述，如《素问·举痛论》曰："寒气客于小肠，小肠不得成聚，故后泄腹痛矣。"《素问·至真要大论》曰："暴注下迫，皆属于热。"《素问·阴阳应象大论》有："湿盛则濡泄”，“春伤于风，夏生飧泄”，指出风、寒、湿、热皆可致泄，并有长夏多发的特点。同时指出病变部位，如《素问·宣明五气》谓：“大肠小肠为泄。”宋·陈无择在《三因极一病证方论·泄泻叙论》中提出：“喜则散，怒则激，忧则聚，惊则动，脏气隔绝，精神夺散，以致溏泄。”认为不仅外邪可导致泄泻，情志失调亦可引起泄泻。《景岳全书·泄泻》：“凡泄泻之病，多由水谷不分，故以利水为上策。”提出分利之法治疗泄泻的原则。李中梓在《医宗必读·泄泻》中提出了著名的治泻九法，全面系统地论述了泄泻的治法，是泄泻治疗学上的里程碑。清代医家对泄泻的论著颇多，认识日趋完善，病因强调湿邪致泻的主导性，病机重视肝、脾、肾的重要作用。叶天士在《临证指南医案·泄泻》中提出久患泄泻，“阳明胃土已虚，厥阴肝风振动”，故以甘养胃，以酸制肝，创泄木安土之法。

中医学认为痢疾是以大便次数增多，腹痛，里急后重，利下赤白黏冻为主症。《内经》称本病为“肠澼”、“赤沃”，对病因及临床特点作了简要的论述，指出感受外邪和饮食不节是两个致病的重要环节。如《素问·太阴阳明论》说：“阳者，天气也，主外；阴者，地气也，主内。故阳道实，阴道虚。故犯贼风虚邪，阳受之；食饮不节，起居不时者，阴受之。阳受之，则入六腑，阴受之，则入五脏。入六腑，则身热不时卧，上为喘呼；入五藏，则䐜满闭塞，下为飧泄，久为肠澼。”《难经·滞下》言：“大肠泄者，食已窘迫，大便色白，肠鸣切痛；小肠泄者，溲而便脓血，少腹痛；大瘕泄者，里急后重，数至圊而不能便，茎中痛。”《金匮要略》中将痢疾与泄泻统称为“下利”，其有效方剂白头翁汤等一直为后世沿用。《诸病源候论·痢病诸候》有赤白痢、脓血痢、休息痢、蛊注痢等二十一候。《丹溪心法·痢病》曰：“痢赤属血，血属气”，“凡治痢疾，最当察虚实，辨寒热，此泻痢中最大关系”。

【临床应用】

许氏[14]运用膈下逐瘀汤加减治疗慢性结肠炎24例，取得满意的疗效。治疗方法是24例患者未用任何西药，全部服用膈下逐瘀汤治疗。其中当归、川芎、赤芍、丹皮、延胡索、香附、红花、枳壳各10g，桃仁、五灵脂、乌药、甘草各6g。脾胃虚弱者上方去丹皮、桃仁、赤芍易白芍，加茯苓、炒白术、党参各20g，炒薏苡仁30g，葛根15g；肝气乘脾者加白槿花、仙鹤草各20g，防风10g，白术30g；肾阳虚弱者加补骨脂20g，制附片、山萸肉各10g；脾胃湿热者加生地榆、白槿花各10g，川黄连6g。每日1剂，水煎服，15天为1疗程。治疗结果显示：

24例患者服药1个疗程后，显效12例，有效9例，无效3例，总有效率达87.5%。由此可见，临床中应用膈下逐瘀汤治疗慢性结肠炎，气滞血瘀明显者甚效。

【病案举例】

1. 李某[15]，男，44岁，工人，2004年10月初诊。患慢性腹泻4年余，每发腹痛即泻，泻后腹痛稍减，日行3~4次，大便夹有黏液或不消化食物，进食油腻时尤甚，左下腹可触及条索状包块，按之疼痛。乙状结肠镜检查诊为"慢性结肠炎"。症见面色萎黄，神疲乏力，纳呆口淡，舌质淡红，苔白腻，舌下脉络粗长紫暗、脉濡。证属瘀血内阻，脾胃虚弱。治宜活血化瘀、益气健脾。方用膈下逐瘀汤去丹皮、桃仁、赤芍，加党参、炒白术、炒白芍、炒薏苡仁、当归、川芎、香附、红花、枳壳各10g，五灵脂、乌药、甘草各10g，党参、炒白术各20g，炒白芍10g，炒薏苡仁30g。治疗半月，大便基本成形，腹痛明显减轻。继予上方化裁1个月余，大便转为正常，包块渐消，腹痛尽除，全身症状亦较前明显改善，后以参苓白术散调摄月余而愈，追访1年未发。

2. 张某[16]，男，53岁，农民，2002年6月15日初诊。自述已患结肠炎5年，常服结肠炎丸、补脾益肠丸等，症状时轻时重，现日解大便3~4次，质软不成形，内有黏液，解后腹痛、腹胀得缓。查见舌淡苔白厚腻，边有瘀点，脉弦细。辨证属气滞血瘀，虚实夹杂，寒热错杂。治宜扶脾抑肝，行气活血，温肾宽肠。药用加味膈下逐瘀汤基本方去枳壳，加马齿苋。五灵脂12g，当归10g，赤白芍各10g，川芎8g，延胡索10g，醋香附8g，陈皮10g，防风10g，白术12g，破故纸15g，赤石脂15g，公英15g，肉蔻10g，炙甘草6g，马齿苋15g。5剂，水煎灌肠。6月23日二诊：：诉腹痛减轻，大便黏液减少，日解便2次，遂在原方基础上去延胡索、马齿苋、香附、防风、陈皮，加升麻10g，诃子15g，党参15g，青皮8g，刘寄奴15g。因患者晨起上班不便灌肠，遂改早午口服，余药睡前灌肠。1个月后诸症悉减，大便正常，乙状结肠镜报结肠瘢痕已形成。嘱节饮食，慎起居，调情志，忌烟酒及辛辣刺激之物。随访1年未复发。

按：膈下逐瘀汤系清·王清任所制，主治瘀在膈下，形成积块；或肚腹疼痛，痛处不移；或泄泻日久，缠绵不愈等。王氏在《医林改错·肾泻》中指出："五更天泄三两次，古人名曰肾泄，言是肾虚，用二神丸、四神丸等药。治之不效，常有三五年不愈者。病不知源，是难事也。不知总提上有瘀血，卧则将津门挡严，水不能由津门出，由幽门入小肠，与粪合成一处，粪稀溏，故清晨泻三五次。用此方逐总提上之瘀血，血活津门无挡，水出泻止，三五付可痊愈。"慢性结肠炎系西医学病名，其临床表现主要为：腹痛部位固定，压痛明显，且可触及条索状包块；腹泻反复发作，经久不愈（久病必有瘀），大便有黏液或呈糊状，乙状结肠镜可见肠黏膜充血、水肿，或点状出血、糜烂等。中医认为：本病的病理特点是湿蕴大肠，阻滞气机，伤及血络。由于本病的病程较长，久病入络，湿邪内伏，瘀阻伤络，肠中水分不能吸收，水停瘀滞，气机不畅，形成了水瘀交阻的恶性循环状态。因此，凡慢性结肠炎具有上述临床特征者均可用此方加减治疗，特别对脾胃虚弱、瘀血内阻者，用此方合健脾利湿之品效果较好。活血化瘀、健脾利湿，打破水瘀交阻的恶性循环，是此病获效的基本原理。现代药理研究[17]认为：活血化瘀药物不仅能直接改善微循环、促进炎症的吸收和组织修复，还能通过影响免疫系统等方面而达到增强消炎和调节免疫功能的作用。方中五灵脂、当归、川芎、红花、延胡索等活血化瘀，乌药、枳壳、香附理气宽肠，党参、茯苓、白术、薏苡仁健脾利湿，葛根升阳止泻，三七止血敛疡。全方共奏活血化瘀、益气健脾、升阳止泻之功。

六、老年慢性腹泻

慢性腹泻属中医学泄泻范畴，上节已详论，兹不再赘述。中医学将根据其病程长短分为暴泻和久泻两种，慢性腹泻当属久泻一类。西医学认为腹泻超过4周，即为慢性腹泻。而腹泻是指排便次数增多（>3次/日），粪便量增加（>200g/d），粪质稀薄（含水量>85%）。腹泻的病理机制主要分为四种，分别是渗透性腹泻、分泌性腹泻、渗出性腹泻、肠运动功能异常性腹泻。渗透性腹泻是由于肠腔内含有大量不能被吸收的溶质，使肠腔内渗透压升高，大量液体被动进入肠腔而引起腹泻。分泌性腹泻是由于肠黏膜上皮细胞电解质转运机制障碍，导致胃肠道水和电解质分泌过多或（及）吸收受抑制而引起的腹泻。渗出性腹泻又称炎症性腹泻，是肠黏膜的完整性因炎症、溃疡等病变而受到破坏，造成大量渗出引起的腹泻。肠运动功能异常性腹泻是由于肠蠕动加快，以致肠腔内水和电解质于肠黏膜接触时间缩短，而影响水分吸收，导致腹泻。其治疗分为病因治疗和对症治疗。病因治疗是指针对病因，如感染，高渗性，胆盐重吸收障碍等采取相应的治疗。对症治疗分为三步，一是纠正腹泻所引起的失水、电解质紊乱和酸碱平衡失调。二是对严重营养不良者，应给予营养支持。三是严重的非感染性腹泻可用止泻药。

【临床应用】

老年慢性腹泻属临床常见病和多发病，严重影响患者的生活质量。

苟氏[18]根据中医"久病入络"的观点，针对老年慢性腹泻应用膈下逐瘀汤加减治疗，取得了较为满意的疗效。苟氏在 1998 年 3 月～2006 年 5 月期间收集了 202 个门诊病例。采用单盲法随机分为治疗组和对照组。其中治疗组 128 例，男 96 例，女 32 例；平均年龄 72.3 岁；平均病程（9.20±3.25）年；对照组 74 例，男 50 例，女 24 例；平均年龄 74.5 岁；平均病程（8.83±3.33）年。2 组在病程、性别、年龄等各项指标经统计学处理，差异均无显著意义（$P > 0.05$），具有可比性。治疗组用膈下逐瘀汤加减治疗。药物由当归 6g，赤芍 6g，川芎 6g，红花 6g，五灵脂 9g，乌药 6g，干姜 6g，桃仁 9g，延胡索 9g，制香附 6g，炙甘草 9g，炒白术 20g，破故纸 9g，诃子 9g，肉豆蔻 6g，党参 15g 等组成。腰膝酸软、畏寒不温者，加炒杜仲 15g，巴戟天 15g。每日 1 剂，水煎 2 次，取总量 210ml，分 3 次，三餐后半小时各服 70ml。每周服 5 天，连服 4 周。对照组采用广州陈李济药厂生产的补脾益肠丸口服，9g/次，3 次/天；诺氟沙星胶囊口服，0.2g/次，2 次/天，限服 1 周。两组均以 20 天为 1 个疗程，观察 2～3 个疗程。结果显示：治疗组 128 例，临床治愈 91 例，显效 17 例，好转 15 例，无效 5 例，总有效率为 96.09%；对照组 74 例，临床治愈 9 例，显效 25 例，好转 23 例，无效 17 例，总有效率 77.03%。2 组比较，经 Ridit 分析，差异有显著性意义（$P < 0.05$）。由上可见，膈下逐瘀汤用治老年慢性腹泻，有瘀血阻滞者，疗效甚好。

【病案举例】

1. 王某某[18]，男，79 岁，于 2006 年 3 月初诊。刻诊：大便溏泻、便次频，3～5 次/天，少腹时痛，痛有定处，便后腹痛缓解，上述症状反复发作 10 余年，并见腰膝酸软，畏寒不温，四肢困重，舌质紫暗，苔薄白腻，脉沉细。大便常规检查可见少许食物残渣，余（-）。肠镜检查示：无明显异常，未见增生及占位性改变。曾服用肠胃康冲剂、氟哌酸胶囊、补脾益肠丸等多种药物治疗，服药后症状减轻，腹痛缓解，但大便始终未能成形，停药后症状再现，或因受凉、进食生冷而症状加重。中医诊断：泄泻（脾肾阳虚、气血瘀滞）。治以温肾健脾，固肠止泻，活血祛瘀，理气止痛。方用膈下逐瘀汤加减，处方：当归 6g，赤芍 6g，干姜 6g，延胡索 9g，制香附 6g，炙甘草 9g，炒白术 20g，乌药 6g，补骨脂 9g，诃子 9g，肉豆蔻（后下）9g，党参 15g，川芎 6g，红花 6g，五灵脂 9g，桃仁 9g。5 剂。二诊：腹痛减，大便次数有所减少，效不更方，上方再进 5 剂。三诊：腹痛基本消失，大便次数再减，但见畏寒不温，腰膝酸软，大便尚未成形，上方去制香附、炙甘草、诃子，加制附片9g，炒杜仲15g，巴戟天20g，改干姜6g为炮姜9g，连服15剂。四诊：患者临床症状基本消失，大便成形，排便每日1～2次。再以上方磨粉，10g/次，2次/天，连服月余善后。随访至今未见复发。

按：老年慢性腹泻是临床常见的病种之一，具有反复发作久治不愈的特点。其病机多因脾肾阳虚，命火不足，水湿不化，下注成泻。临床常见畏寒不温，腰膝酸软，肠鸣漉漉，大便溏泻，便前腹痛，舌质紫暗，舌苔白腻或薄白腻，脉沉细滑或尺脉浮。治疗多以温补脾肾，健脾化湿，涩肠止泻，方以真人养脏汤、四神汤为主。但经多年的临床观察，荀氏[12]发现用"温补法"确有疗效，但仍不能解此病反复发作之忧。名医秦伯未在《清代名医医案精华》中提到"久病必瘀闭"，"经年累月，外邪留着，气血皆伤，其化为败瘀凝痰，混处经络"。叶天士《临证指南医案》云："初为气结在经，久则血伤入络"，即所谓"久病入络"。于是选择《医林改错》中膈下逐瘀汤加减施之，临床获效迥然。方中当归、芍药、川芎养血活血，可使瘀血祛而不伤阴；桃仁、红花、五灵脂逐瘀以消肠中沉积；配香附、乌药、延胡索、炙甘草行气止痛；方中稍加芳香化湿、温肾助阳、涩肠止泻之品，如炒白术、茯苓、砂仁、炒杜仲、巴戟天、制附片、补骨脂、诃子等，临床疗效更为满意，也大大降低了复发率。在临床症状消失后，改汤剂为散剂，再服用月余，对巩固疗效尤为重要。治疗中未发现明显的毒副作用。

2. 赵某[19]，男，58岁，1983年3月6日初诊。每天黎明腹泻2～3次，泻后则安，已历8年，经中西医治疗无效，观其舌苔薄白，舌边尖有紫暗瘀点，脉微缓涩，据《医林改错》："五更天泄三两次，古人名曰肾泄，言是肾虚，用二神丸、四神丸等药。治之不效，常有三五年不愈者。病不知源，是难事也。不知总提上有瘀血，卧则将津门挡严，水不能由津门出，由幽门入小肠，与粪合成一处，粪稀溏，故清晨泻三五次。用此方逐总提上之瘀血，血活津门无挡，水出泻止，三五付可全愈。"遂处方：五灵脂10g、当归15g、川芎12g、桃仁10g、丹皮12g、赤芍24g、台乌10g、延胡索18g、香附24g、红花12g、枳壳15g、甘草3g、补骨脂18g（酒炒）、吴萸12g（酒炒）、肉豆蔻20g（去油）、五味子12g（醋炒）。服上方3剂后，腹泄有所减少，继服上方3剂，诸证消失，大便正常，舌尖瘀点消失，1年后随访，未复发。

按：本病属中医学"五更泻"之范畴，本病之病机为瘀血内阻，脾胃升降功能失职，运化失常，脾不升清，胃不降浊，浊阴内生，水湿难化，流注肠道，小肠失其分泌清浊之功，以致泄泻肠鸣。膈下逐瘀汤原载于《医林改错》中，其条文记载有："泻肚日久，百方不效，是总提瘀血过多，亦用此方。"方中桃仁、当归、川芎、灵脂、延胡索、红花活血化瘀；芍药、甘草缓急止痛而敛阴；乌药、枳壳、香附理气止痛，诸药合用，共收其功。膈下逐瘀汤以活血化瘀药为主，具有扩张血管，改善微循环，使局部毛细血管扩张，血液循环加速，局部肌肉松弛，以起到消炎、消肿、减轻疼痛，驱除寒湿之邪等作用。

七、黄疸

黄疸是以目黄、身黄、小便黄为主症的一种病证，其中目睛黄染尤为本病的重要特征。《内经》即有关于黄疸病名和主要症状的记载，如《素问·平人气象论》说："溺黄赤安卧者，黄疸。已食如饥者，胃疸。面肿曰风。足胫肿曰水。目黄者曰黄疸。"《灵枢·论病诊尺》说："身痛面色微黄，齿垢黄，爪甲上黄，黄疸也。"汉·张仲景《伤寒杂病论》把黄疸分为谷疸、酒疸、女劳疸、黑疸，并对各种黄疸的形成机制、症状特点进行了分析和探讨，其所创制的茵陈蒿汤成为历代治疗黄疸的重要方剂。书中所列其他方剂，如栀子柏皮汤、大黄硝石汤、硝石矾石散等亦是常用之方，几千年来一直沿用至今。由此可见，张仲景对后世的深远影响。宋·韩祗和《伤寒微旨论·阴黄证》除论述了黄疸的"阳证"外，并详述了阴黄的辨证施治，指出："伤寒病发黄者，古今皆为阳证治之，无治阴黄法。"元·罗天益在《卫生宝鉴》中又进一步把阳黄与阴黄的辨证施治加以系统化，对临床具有重要的指导意义。程钟龄《医学心悟》创制茵陈术附汤，至今仍为治疗阴黄的代表方剂。《景岳全书·黄疸》篇提出了"胆黄"的病名，认为"胆伤则胆气败，而胆液泄，故为此证。"初步认识到黄疸的发生与胆液外泄有关。本病证可涉及西医学的多种疾病，如急慢性肝炎、瘀胆型肝炎、胆囊炎、胆结石、钩端螺旋体病，甚至婴儿期肝炎综合征等。

【临床应用】

陶氏[20]于1996年1月至2001年1月，运用膈下逐瘀汤加减合丹参注射液静脉滴注治疗瘀胆型肝炎22例，并与用西药治疗的20例进行相关对照。结果表明，膈下逐瘀汤加减治疗淤胆型肝炎疗效好于用西药治疗。具体过程是，陶氏根据：起病类似急、慢性肝炎，但自觉症状常较轻，皮肤瘙痒，大便灰白，常有明显的肝大；实验室检查：血清总胆红素明显升高，以直接胆红素为主，碱性磷酸酶明显升高；黄疸持续3周以上，并除外其他原因引起的肝内外梗阻性黄疸为选择标准。将42例随机分为治疗组22例和对照组20例。其中治疗组，男15例，女7例；年龄30～55岁（平均41.5岁）；甲型病毒性肝炎3例，乙型病毒性肝炎 14 例（其中乙肝血清病毒标志物检测提示：乙肝表面抗原（＋）、乙肝 e 抗原（＋）、乙肝核心抗体（＋）5 例，乙肝表面抗原（＋）、乙肝 e 抗体（＋）、乙肝核心抗体（＋）5 例，乙肝表面抗原（＋）、乙肝核心抗体（＋）4 例），其他型病毒性肝炎 5 例。对照组，男 14 例，女 6 例；年龄 28～52 岁（平均 39.2 岁）；甲型病毒性肝炎 2 例，乙型病毒性肝炎 12 例（其中乙肝血清病毒标志物检测提示：乙肝表面抗原（＋）、乙肝 e 抗原（＋）、乙肝核心抗体（＋）3 例，乙肝表面抗原（＋）、乙肝 e 抗体（＋）、乙肝核心抗体（＋）6 例，乙肝表面抗原（＋）、乙肝核心抗体（＋）3 例），其他型病毒性肝炎 6 例。治疗方法是，治疗组采用膈下逐瘀汤加减：当归、枳壳、香附、柴胡、苦参、川芎各 10g，桃仁 12g，延胡索 15g，茵陈 30g，赤芍 20g，红花、炙甘草各 6g。每日 1 剂，2 次煎汁 300ml，分 3 次服，丹参注射液 20ml 加于 100g/L 葡萄糖注射液 500ml 静脉滴注，每日 1 次。上述治疗 1 个月为 1 疗程。对照组用维生素 C 2g、维生素 K 120mg，门冬酸钾镁 20ml 加于 100g/L 葡萄糖注射液 500ml 静脉滴注。苯巴比妥 30mg，泼尼松 10mg，每日 3 次，口服，待黄疸消退后，泼尼松需每 15 天日用量减 10mg 至停用。上述治疗亦 1 个月为 1 疗程。两组疗效比较：治疗组共 22 例，治愈 20 例，无效 2 例，治愈率 90.9%。对照组共 20 例，治愈 15 例，无效 5 例，治愈率 75.0%。同时在治疗过程中发现，治疗组较对照组治愈病例的肝功能恢复正常的时间要快很多。

【病案举例】

张某[21]，男，70 岁，有肝炎病史两年，近 1 个月来突感腹胀、尿少来诊，经查：目微黄，腹胀，腹壁青筋显露，纳差，便溏，溲短赤，舌边色紫暗，苔淡黄而薄腻，脉弦细，肝功能化验，谷丙转氨酶 168U，白蛋白 2.4g，球蛋白 3.5g，白蛋白/球蛋白＜1，余正常。B 超示，肝脏体积缩小，肝实质回声增强，颗粒粗糙，血管断面明显减少，等腹水，曾用多种利尿剂及先后放腹水 3000ml，腹水退而复发反复多次，故建议用中药治疗。西医诊断：慢性病毒性乙型肝炎，肝硬化失代偿期。中医诊断：黄疸，属腹胀范畴，证属肝郁脾虚，湿热蕴结以致气虚、血瘀、水停重症。治宜益气健脾，疏肝解郁，清利湿热，活血化瘀，软肝散结。药用膈下逐瘀汤加黄芪 60g，党参 30g，蒲公英 15g，五味子 30g，穿山甲 10g，地龙 10g，槟榔 15g，牵牛花 60g，当归、川芎、赤芍、丹皮、延胡索、香附、红花、枳壳各 10g，桃仁、五灵脂、乌药、甘草各 6g，水煎服日 1 剂，连服 7 剂，逐症减轻，继加减调服 60 剂，诸症消失，肝功能正常，并能参加轻度家务活动。

按：中医认为肝藏血，主疏泄，无论病毒、细菌、脂肪堆积还是癌细胞的浸润，均致肝脏疏泄功能受阻，势必造成肝脏气血运行不畅，久而蕴结呈块，从而出现一些肝功受损，肝实质受损的表现。虽然脂肪肝、病毒性肝炎、肝癌、肝硬化等其病因不同，但其结果相同，肝脏瘀血为其共同病理改变，故治疗上采用异病同治法，既要消除其不同的病因，又要从根本上改变肝脏的气血运行状态。方中桃仁、红花、赤芍、川芎、五灵脂破血逐瘀，以消积块，香附、延胡索行气活血而止痛，乌药、枳壳行气解郁可使气行而血活，丹皮轻热凉血以除血瘀所化之热，当归养血活血，蒲公英、五味子、白花蛇舌草、大黄清热利湿退黄，以降低转氨酶、并有抗肿瘤作用。郁金、黄芪、陈皮、白术、茯苓益气健脾补益肝肾，以增强机体抵抗力并有降脂补益蛋白的功能。牡蛎、穿山甲、地龙、鳖甲软坚散解以治硬化加速组织的修复。槟榔、厚朴、消积行气除胀，牵牛花利尿消腹水。诸药合用即可祛除发病之因，又可改善肝脏受损之质，从而改善肝功能以达到治疗目的。

八、肝硬化

肝硬化是一种以肝组织弥漫性纤维化、假小叶和再生结节形成为特征的慢性肝病。临床上有多系统受累，以肝功能损害和门静脉高压为主要表现，晚期常出现消化道出血、肝性脑病、继发感染等严重并发症。

肝硬化的演变发展过程包括以下四个方面：①广泛肝细胞变性坏死、肝小叶纤维支架塌陷；②残存肝细胞不沿原支架排列再生，形成不规则结节状肝细胞团；③自汇管区和肝包膜有大量纤维结缔组织增生，形成纤维束，包绕再生结节或将残留肝小叶重新分割，改建成为假小叶；④由于上述病理变化，造成肝内血循环紊乱，表现为血管床缩小、闭塞或扭曲，不仅形成门静脉高压症的病理基础，而且更加重肝细胞内的营养障碍。

肝硬化的起病隐匿，病程发展缓慢，病情亦较轻微，可分为肝功能代偿期和失代偿期。代偿期症状较轻，缺乏特异性。以乏力和食欲减退出现较早，可伴有腹胀不适、恶心、上腹隐痛、轻微腹泻等。失代偿期症状显著，主要为肝功能减退和门静脉高压症两大类临床表现，可见消瘦乏力，精神不振，皮肤干枯，面色黧暗无光泽，可有不规则低热，夜盲，浮肿等，有出血倾向，内分泌紊乱等多系统症状。严重者出现脾脏肿大，腹水，门－体侧支循环建立，等门静脉高压症的三大临床表现。

其治疗目前尚无特效药，平日可用维生素和消化酶。水飞蓟素有保护肝细胞膜作用，秋水仙碱有抗炎症和抗纤维化作用，对肝储备功能尚好的代偿期肝硬化有一定疗效。中医药治疗肝硬化历史悠久，能改善症状和肝功能，甚至可以达到起死回生，延长寿命，提高生活质量的疗效。一般常用活血化瘀药为主，按病情辨证施治。但不能拘泥于活血一法，要全面论治，既要从整体着眼，又要关注细节，在潜移默化中达到决胜千里之外的效果。

【临床应用】

肝硬化是一种慢性进行性弥漫性肝病，属于中医学的"鼓胀"、"积聚"范畴，谢氏[22]临床用中西医结合治疗肝硬化，并与单纯西医治疗进行比较，治疗效果显著。谢氏收集1995年8月~1999年7月间的住院病人60例，临床诊断依据《实用内科学》制定的肝硬化诊断标准。研究以病人的入院顺序，随机分为治疗组和对照组，治疗组30例：男性21例，女性9例；年龄最大的72岁，最小的45岁，平均年龄58.5岁；彩超或腹部CT检查有腹水的21例，少量腹水9例，中等量10例，大量腹水2例，少量胸腔积液4例。实验室检查肝功异常30例，肝功能失代偿28例，其中：肝炎性肝硬化17例，酒精性肝硬化13例，并发黄疸12例。对照组男性26例，女性4例；年龄最大71岁，最小48岁，平均年龄56岁；有腹水者20例，少量腹水10例，中等量腹水8例，大量腹水2例，少量胸腔积液1例。肝功能异常者30例，肝功能失代偿25例，其中：肝炎后期肝硬化17例，酒精性肝硬化13例，原发性肝癌2例，并发黄疸8例。

治疗方法：治疗组：内服膈下逐瘀汤加减，每日1剂，日服2次。针对辨证，腹水脾肾阳虚者，加附片、肉桂；湿热黄疸者加茵陈、栀子；久瘀气虚者去五灵脂加人参；气滞湿阻，腹胀呕恶厌食者，加木香、青皮、砂仁。肝肾阴虚，心烦口干，午后潮热者加银柴胡、地骨皮、知母。西药静脉给等渗糖（有腹水者给高渗糖，口服氢氯噻嗪25mg，2次/日，氨苯喋定50mg，2次/日）复方丹参注射液250ml，维乐生2片，2次/日。根据化验结果调整内环境，补充蛋白、补钾、利尿保肝治疗。对照组完全采用西药治疗，同治疗组。对照组治疗期间未用任何中药。

通过血、尿、B超或CT观察，显效（腹水及全身症状消失，肝功能恢复，肝脏大小恢复正常）：治疗组10例，对照组6例。有效（腹水及全身减轻，肝功能改善，肝脏大小有改善）：治疗组15例，对照组有效12例。无效（治疗前后无变化或加重）：治疗组5例，对照组12例。总有效率：治疗组为83.33%，对照组为60%。

由此可见利用中医辨证治疗，攻补兼施，增加肌体免疫，扶正祛邪，同时结合临床，注意用药的剂量和个体差异，对肝硬化尤其是肝功能失代偿期的治疗不失为较理想的方法。

【病案举例】

陈某[22]，女，9 岁。因腹胀，恶心，呕吐 2 个月余，住某县医院检查。肝脾触诊肿大，质地硬，腹壁静脉明显，肝功能麝浊 10 单位，麝絮甘，谷丙转氨酶 400U，1975 年 10 月 7 日初诊，1976 年 11 月 22 日复查，肝功能正常、健康复学。

初诊日期：1975 年 10 月 7 日。面色晦暗无华，时鼻衄，下肢浮肿，胁痛，纳呆，腹胀痛得矢气则松，尿赤黄，大便不畅，舌质紫暗，脉弦而沉。证属肝郁气滞，癥瘕内结。先疏以膈下逐瘀汤加味。当归 9g，川芎 3g，红花 6g，桃仁 6g，赤芍 6g，生白芍 6g，延胡索 3g，柴胡 6g，枳壳 3g，乌药 3g，五灵脂 6g，甘草 3g，水煎服 5 剂。服后腹胀痛胁痛渐减，还时有鼻衄，大便不畅，余予以联合方组整体调治，方组如下：

第一方：当归 9g，川芎 3g，红花 6g，桃仁 6g，赤芍 6g，生白芍 6g，延胡索 3g，柴胡 6g，枳壳 3g，乌药 3g，五灵脂 6g，甘草 3g，水煎服。

第二方：白术 6g，茯苓 9g，党参 9g，炙甘草 3g，陈皮 3g，半夏 3g，木香 3g，砂仁 3g，生姜 6g，大枣 4 枚，水煎服。

第三方：麦冬 12g，生地 10g，枸杞子 9g，当归 9g，沙参 6g，川楝子 5g，水煎服。

上三方依次轮服。服药四轮后，胁痛消失，鼻衄止，食欲渐好，又以上法加减，调治 4 个月余，诸症若失。嘱其注意身体锻炼和饮食调理，后于 1976 年 11 月经省医院检查，肝功能正常，患儿健康复学。

按： 肝硬化属中医学"癥瘕"的范畴，治疗初以行气祛瘀，破其癥消其瘕，继以攻补兼施，即攻攻补补，放放收收。故先与膈下逐瘀汤祛瘀行血，继以香砂六君子汤调肝和脾，以一贯煎养益肝阴。此案先攻后养，既本着攻实，又着眼脏器的生理，故攻补兼施，调和并用，而病渐愈。方中当归、川芎、芍药养血活血；桃仁、红花、灵脂、丹皮在养血的基础上活血破瘀；香附、延胡索、乌药、枳壳、疏肝引气止痛；甘草护中调和诸药。各药相伍，共起活血化瘀，行气止痛之功。

九、脂肪肝

脂肪肝是指由于各种原因引起的肝细胞内脂肪堆积过多的病理病变。脂肪性肝病成为仅次于病毒性肝炎的第二大肝病，已被公认为隐蔽性肝硬化的常见原因。一般而言，脂肪肝属可逆性疾病，早期诊断并及时治疗常可恢复正常。正常人的肝内总脂肪量，约占肝重的 5%，内含磷脂、甘油三酯、脂酸、胆固醇及胆固醇脂。脂肪量超过 5% 为轻度脂肪肝，超过 10% 为中度脂肪肝，超过 25% 为重度脂肪肝。当肝内总脂肪量超过 30% 时，用 B 超才能检查出来，被 B 超检查确诊为"脂肪肝"。而脂肪肝患者，总脂量可达 40%～50%，有些达 60% 以上，主要是甘油三酯及脂酸，而磷脂、胆固醇及胆固醇脂只少量增加。

脂肪肝大致可分为四类：①肥胖性脂肪肝：肝内脂肪堆积的程度与体重成正比，肥胖者肝细胞脂肪变性率高达 61%～94%；肥胖者体重得到控制后，其脂肪浸润亦减少或消失。②酒精性脂肪肝：据对长期嗜酒者肝穿刺活检，75%～95% 嗜酒者有脂肪浸润。还有人观察，每天饮酒超过 80～160g 则乙醇性脂肪肝的发生率增长 5～25 倍，饮酒后乙醇取代脂肪酸，使脂肪酸积存，酮体在体内堆积，体内乳酸、丙酮酸比值增高，乳酸过多抑制尿酸由肾排出，引起高尿酸血症；使肝糖原异生减少，导致低血糖，有的患者发生猝死。此类脂肪肝发展的危害性较大，但轻度酒精性脂肪肝只要戒酒 4～6 周后，其转氨酶水平就能减少到正常水平。③营养不良性脂肪肝：营养不良缺乏蛋白质是引起脂肪肝的重要原因，多见于摄食不足或消化障碍，不能合成载脂蛋白，以致甘油三酯积存肝内，形成脂肪肝。如重症营养缺乏病人表现为蛋白质缺乏性水肿，体重减轻，皮肤色素减退和脂肪肝，在给予高蛋白质饮食后，肝内脂肪很快减少；或输入氨基酸后，随着蛋白质合成恢复正常，脂肪肝迅速消除。④糖尿病脂肪肝：糖尿病患者平均 50% 可发生脂肪肝，其中以成年病人为多。因为成年后患糖尿病人有 50%～80% 是肥胖者，其血浆胰岛素水平与血浆脂肪酸增高，脂肪肝变既与肥胖程度有关，又与进食脂肪或糖过多有关。

脂肪肝的临床表现多样，轻度脂肪肝多无临床症状，易被忽视。据记载，约 25% 以上的脂肪肝患者临床上可以无症状。有的仅有疲乏感。中重度脂肪肝有类似慢性肝炎的表现，可有食欲不振、疲倦乏力、恶心、呕吐、体重减轻、肝区或右上腹隐痛等。肝脏轻度肿大可有触痛，质地稍韧、边缘钝、表面光滑，少数病人可有脾肿大和肝掌。重度脂肪肝患者可以有腹水和下肢水肿、电解质紊乱如低钠、低钾血症等，脂肪肝表现多样，遇有诊断困难时，可做肝活检进一步确诊。

【临床应用】

到目前为止，西药尚无防治脂肪肝的有效药物，中药长期调理性治疗可以起到良好的效果。西药常选用保护肝细胞、去脂药物及抗氧化剂等，如维生素 B、C、E、卵磷脂、熊去氧胆酸、水飞蓟素、肌苷、辅酶

A、还原型谷胱甘肽、牛磺酸、肉毒碱乳清酸盐、肝泰乐，以及某些降脂药物等。上述药物虽然很多，但大多仍需要进一步验证其疗效以及安全性，因此，应在医生指导下正确选用，切不可滥用。但一般而言，如果仅仅是脂肪肝，而不是肝性脑病，以上药物中维生素 B、C、E、卵磷脂、肌苷、辅酶 A、还原型谷胱甘肽、牛磺酸、肉毒碱乳清酸盐等维生素及内源性氨基酸类的药物安全性非常高，而且也不会像联苯双酯类的药物停药后还出现反弹。

脂肪肝以肥胖者多得，肥胖者多属于痰湿体质，痰湿阻滞气机，气滞血瘀，血行不畅，瘀血内停，形成气滞血瘀证。故脂肪肝患者多有血瘀见证，临床症见：形体丰满，面色紫红或暗红，胸闷胁胀，心烦易怒，夜寐不安或夜不能寐，大便秘结，舌暗红或有瘀点瘀斑，或舌下络脉怒张，苔薄白或薄黄，脉沉细或涩。治以活血化瘀，行气散结，方用膈下逐瘀汤加减。气滞明显者，见胸闷，脘腹胀满，加郁金、厚朴、陈皮、莱菔子；煎肝胆郁热内结，见心烦易怒，口干口苦，目黄，胁痛，便秘，加大黄、龙胆草、栀子、黄芩；湿热明显，兼见纳呆脘痞，舌暗红苔黄腻，加金钱草、泽泻、茵陈、栀子、虎杖等。本证也可选用其他活血化瘀之剂，如桂枝茯苓丸或桃核承气汤等。

【病案举例】

1. 王某[23]，男，30 岁，2008 年 4 月 7 日初诊。右胁部不适半年余。症见：体胖，右胁肋部不适，时胀痛，口苦口黏，易怒。舌质紫暗、苔白，脉弦细。B 超检查示：脂肪肝（中度）。检查肝功能：谷丙转氨酶 50U/L，余正常；血脂：甘油三酯 2.96μmol/L，血清总胆固醇 4.96μmol/L。证属气滞血瘀。治以活血化瘀，行气止痛。予膈下逐瘀汤。药用：五灵脂、当归、川芎、桃仁、丹皮、赤芍、红花、枳壳各 10g，延胡索 15g，乌药、香附、甘草各 6g。7 剂，每日 1 剂，水煎服。1 周后复诊时诸症减，继用上方，改延胡索为 10g。服药 4 周，症状基本缓解，复查 B 超示：脂肪肝（轻度）。检验肝功能正常；血脂：甘油三酯 2.10μmol/L，谷丙转氨酶 4.80μmol/L。

按：脂肪肝可归属于中医多种病症范畴，如"痞证"，"胁痛"等。脂肪肝临床多见肝胃不和见证，症状表现为脘腹痞闷，胸胁胀满，心烦易怒，善太息，呕恶嗳气，或吐苦水，大便不爽，舌质淡红，苔薄白，脉弦。检查肝功能，腹部 B 超等可进一步确诊，治疗以膈下逐瘀汤，疏肝解郁，行气活血为法。若气郁明显，胀满较甚者，酌加柴胡，郁金，厚朴等；郁而化火，口苦而干者，可加黄连，黄芩泻火解郁；呕恶明显者，加制半夏，生姜和胃止呕；嗳气甚者，加竹茹，沉香和胃降气。古人多从健脾化湿论治本病，或以大黄、黄芩、黄连之类泻热，或以党参、苍术、茯苓、桂枝、干姜之类温中散寒，或以厚朴、枳实、苏梗之类行气宽中，或以陈皮、半夏、瓜蒌、贝母之类化痰，鲜有提到以桃仁、红花、当归、川芎、灵脂之类活血行瘀。故临床中要多加注意，有是证用是方，不必拘泥于前人所论，当据证凭脉，辨证选方，以期取得良好的治疗效果。

2. 李某[23]，女，45岁，2008年7月21日初诊。右胁部刺痛3个月。腹胀，纳差，心情不舒畅，平素经血色暗，血块多。舌质暗边有瘀斑、苔白腻，脉涩。B超检查示：脂肪肝（轻度）。检验肝功能、血脂正常。证属气滞血瘀。予膈下逐瘀汤。药用：五灵脂、当归、延胡索各15g，川芎、桃仁、丹皮、赤芍、乌药、香附各8g，红花、枳壳各10g，甘草6g。每日1剂，水煎服。7剂后复查，刺痛轻，食欲增，腹胀减，效不更方，嘱其继续服用3周。症状基本缓解，B超复查示：肝、胆、胰、脾未见异常。

按：脂肪肝是多种病因的结果，同时也是使脂肪肝向脂肪性肝炎、脂肪性肝硬化发展的病因。因此，早期治疗对于提高临床疗效和改善预后、防止并发症的出现有着重要的意义。该病属中医"胁痛"等病证范畴。中医认为，过食膏粱厚味，导致肝失疏泄，肝血瘀滞；脾失健运，痰浊内生，气血不和，瘀阻肝络而成。以上两例患者，证属气滞血瘀型胁痛，用活血化瘀，行气止痛之膈下逐瘀汤取得良好效果。膈下逐瘀汤乃王清任五逐瘀汤之一，为"治肚腹血瘀之症"而设。肚腹者，肝胆脾胃肠之所在，肚腹有积，大凡与滞有关，滞之愈重，积之愈久，则瘀之越甚。方中五灵脂活血止痛，当归补血活血，桃仁、红花、赤芍、川芎活血祛瘀，乌药行气活血，延胡索、香附行气止痛，枳壳行气宽胸，甘草调和诸药。现代临床研究认为[15]，脂肪肝病变具有可逆性，在早期诊断和合理治疗下完全可能恢复正常。西医治疗脂肪肝多以降血脂药物为主，而评判疗效的优劣也多以血脂改善的情况为主要依据，但至今尚无该类药物有效防治脂肪肝的足够证据。中医药疗法具有不可替代的优势，也避免了长期使用调脂药物可能引起的肝损害等不良反应。

十、肝癌

肝癌属于中医学中的积聚范畴，更确切的说属于积证范畴。积聚和而言之是指腹内结块，或痛或胀的病证。分而言之，积属有形，结块固定不移，痛有定处，病在血分，是为脏病；聚属无形，包块聚散无常，痛无定处，病在气分，是为腑病。《内经》首先提出积聚的病名，并对其形成和治疗原则进行了探讨。如《灵枢·百病始生》："积之始生，得寒乃生，厥乃成积也。黄帝曰：其成积奈何？岐伯曰：厥气生足，生胻寒，胻寒则血脉凝涩，血脉凝涩则寒气上入于肠胃，入于肠胃则胀，胀则肠外之汁沫迫聚不得散，日以成积。"汉代张仲景所制鳖甲煎丸、大黄䗪虫丸至今仍为治疗积聚的常用方剂。《景岳全书·积聚》篇认为积聚治疗"总其要不过四法，曰攻曰消曰散曰补，四者而已"，并创制了化铁丹、理阴煎等新方。西医学中，凡多种原因引起的肝脾肿大、各种腹腔肿瘤等多属于"积"之范畴。

西医学认为原发性肝癌是指肝细胞或肝内胆管细胞发生的癌，为我国常见恶性肿瘤之一。其病因和发病机制与多种因素有关，如病毒性肝炎迁延，肝硬化，黄曲霉毒素感染，及其他致癌物质。临床表现多见于中晚期患者，可见肝区疼痛，肝脏进行性增大，质地坚硬，伴有压痛，晚期可出现黄疸，肝硬化征象，全身性表现为进行性消瘦、发热、食欲不振、乏力、营养不良和恶病质，甚至可见内分泌或代谢的异常。治疗方法仍以手术切除为最佳选择，但其适用范围很小。

【临床应用】

费氏[24]采用膈下逐瘀汤辅助治疗原发性肝癌 50 例，取得良好效果。他通过辨证施治临床应用膈下逐瘀汤辅助治疗原发性肝癌，能够明显缓解患者的症状，延长其生存期，改善病人的生活质量。费氏自 2001～2004 年收集了在其院门诊和住院治疗，确诊为原发性肝癌且失去手术时机的 50 例患者，将他们随机分成两组，治疗组 25 例，男性 18 例，女性 7 例；年龄 40 岁以下者 2 例，40～49 岁者 6 例，50～59 岁者 8 例，60～69 岁以上者 9 例；其中主证为肝区疼痛、结节型者 9 例，腹胀、纳差、恶心呕吐且有脾大、腹水者 8 例，消瘦乏力有转移灶症状者 8 例。对照组 25 例，男性 20 例，女性 5 例；年龄 40 岁以下 2 例，40～49 岁者 5 例，50～59 岁者 9 例，60～69 岁以上者 9 例；其中主证为肝区疼痛、结节型者 10 例，腹胀、纳差、恶心呕吐且有脾大、腹水者 8 例，消瘦乏力有转移灶症状者 7 例。两组病程都在两个月以内，经统计学分析，临床资料比较无显著性差异（$P > 0.05$）。治疗方法是：两组均采用西医疗法，用白蛋白、支链氨基酸及杜冷丁、芬太尼透皮贴剂等对症支持治疗。出现腹水、感染、电解质紊乱、上消化道出血、肝性脑病等并发症者，给予利尿、抗感染、止血、纠正肝昏迷等对症处理。治疗组加用中药膈下逐瘀汤：川芎、赤芍、丹皮、延胡索、当归、香附、乌药、枳壳各 12g，红花 15g，桃仁 20g，五灵脂、甘草各 10g。每日 1 剂，水煎 2 次，每次取汁 200ml，两煎合一，分 2～3 次餐后口服。两组均以 1 个月为 1 个疗程，治疗 3～4 个疗程后，统计疗效。结果显示，治疗组：患者平均生存时间 6～8 个月，疼痛平均间隔时间 4～6 小时；经治疗腹胀、纳差、恶心呕吐等症状 1 个疗程内明显减轻，腹水显著消退，肝增大不明显。对照组：患者平均生存时间 2～6 个月，疼痛平均间隔时间 1～2 小时；腹胀纳呆无明显减轻，很快出现恶病质。由上两组比较可知：治疗组平均生存时间明显长于对照组（$P < 0.05$），疼痛间隔时间亦明显长于对照组（$P < 0.01$）。

【病案举例】

患者[25]，男，45 岁，1990 年 10 月 10 日因肝区疼痛、黄疸、乏力、食欲减退 1 周就诊。查体：消瘦，全身皮肤、巩膜黄染，肝脏触诊剑突下 3cm，右肋下 1cm，质硬，边缘不规则，触痛，无移动性浊音。辅助检查：谷丙转氨酶异常，甲型胎儿蛋白持续阳性。肝大，肝内回声不均匀，其他各系统检查均正常。治疗 0.5 个月后，患者要求转到四川省肿瘤医院进一步确诊，经腹腔血管造影等检查诊断为弥漫型原发性肝癌。诊断明确后，患者转我处中药治疗。诊见右肋下疼痛，硬痛不移，面黯消瘦，黄疸，纳减乏力，烦躁，神清萎靡，舌边紫，苔薄，脉细涩。辨证为肝郁脾虚，气结血瘀。予以玉屏风散、膈下逐瘀汤化裁，并加虎杖、茵陈等利湿退黄之品。药物组成：黄芪 60g、白花蛇舌草 30g、半枝莲 30g、薏苡仁 30g、白术 20g、防风 20g、桃仁 10g、红花 10g、丹参 20g、党参 30g、柴胡 6g、枳壳 5g、延胡索 9g、五灵脂 9g、香附 6g、莪术 10g、牡蛎 20g、甘草 6g、加虎杖 20g、茵陈 20g，水煎服，每日 3 次，2 天 1 剂；心肝宝 6 片口服每日 3 次，嘱卧床休息，调节情志。经治疗 2 个月后，肝区疼痛消失，黄疸消退，食欲增加，上方去延胡索、五灵脂、茵陈，继续治疗 6 个月后诸症消失，患者能胜任一般工作，查肝功能正常，甲型胎儿蛋白阳性。坚持服药，随证加减。存活至 1997 年 12 月 28 日。

按：原发性肝癌属中医"癥瘕"、"积聚"范畴。其目前的治疗方法和手段虽然很多，但除早期的手术切除外，其他结果均不甚理想。本病多由肝胆蕴毒迁延日久而致，或遇情志失调，肝气抑郁，或感风寒、湿热、痰浊，或饮食所伤，日久正气渐衰，邪气内实导致肝脏气血不畅，瘀血内结，由肝木主疏泄，其性喜条达，脾湿乃中土，为气机升降之枢纽，故有久病致虚及肝病及脾之理论，而气越虚则血瘀更甚，积块以见日益增大，脾胃运化则渐衰，正气虚衰，积块留著而不易消矣。因此要延长患者存活期，提高生存质量，必须树立扶正祛邪的治疗原则，其中扶正是关键，扶正对患者长期生存尤为重要，不可过用攻伐。在治疗上以补气健脾，培育化源为先，配以活血化瘀，酌加具有抗癌作用的药物，以达到治疗肝癌的目的。

第四节　血液和造血系统疾病

真性红细胞增多症

西医学认为真性红细胞增多症是一种以克隆性红细胞增多为主的骨髓增生性疾病。而骨髓增生性疾病则是指某一系或多系分化相对成熟的骨髓细胞不断地克隆性增殖所致的一组肿瘤性疾病的统称。其具体病因和发病机制不明，病变发生在多能干细胞水平。另外髓细胞增生可发生于脾、肝、淋巴结等髓外组织（髓外化生），故临床除有一种或多种血细胞增生外，可伴有肝、脾或淋巴结肿大。

真性红细胞增多症起病缓慢，可在病变若干年后才出现症状，其早期可出现头痛、眩晕、疲乏、耳鸣、眼花、健忘等类似神经症症状。以后有肢端麻木与刺痛、多汗、视力障碍、皮肤瘙痒及消化性溃疡症状。患者皮肤和黏膜显著红紫，尤以面颊、唇、舌、耳、鼻尖、颈部和四肢末端（指趾及大小鱼际）为甚。本症的主要诊断标准有：①红细胞容量增多（男 >36 mi/kg，女 >32 mi/kg，51Cr 标记红细胞法）；②动脉血氧饱和度≥92％；③脾大。如仅符合上述两项者，必须具备下列任何两条次要诊断指标：①白细胞增多；②血小板增多；③中性粒细胞碱性磷酸酶活性增高；④血清维生素 B_{12} 增高（ >666pmol/l），或未饱和维生素 B_{12} 结合力增高（ >1628pmol/l）。

目前对于真性红细胞症的治疗并没有特异而有效的治疗方法，其现有的治疗原则主要是尽快使血容量及红细胞容量接近正常，抑制骨髓造血功能，从而缓解病情，减少并发症。可采用静脉放血、化学治疗、α-干扰素、放射性核素磷等方法治疗。本病病程发展缓慢，如无严重并发症，患者可生存10~15年以上。其并发症中又以出血、血栓形成和栓塞最为多见，常常是其主要死因。

【临床应用】

梁氏[26]临床应用化瘀软坚法治疗真性红细胞增多症，取得良好效果。梁氏认为真性红细胞增多症属于中医学中的"积聚"范畴。临证多见腹部积块明显，质地较硬，固定不移，腹部隐痛或刺痛，形体消瘦，纳谷减少，面色晦暗鳌黑，面颈胸臂或见有血痣赤缕，在女子可见月事不下，舌质紫或有瘀斑瘀点，脉细涩等，日久正气耗伤，可见积块坚硬，神疲乏力，体弱不支，饮食大减，肌肉瘦削，甚则面肢浮肿，舌质淡紫，或光剥无苔，脉细涩略数等。选方以膈下逐瘀汤祛瘀软坚，活血行气为主，佐以六君子汤扶正健脾，达到攻补兼施的目的，亦可服鳖甲煎丸化瘀软坚，以兼顾正气。正如《张氏医通·积聚》所言："盖积之为义，日积月累，匪朝伊夕，所以去之亦当有渐，太急则伤正气，正伤则不能运化，而邪反固矣。余尝用阴阳攻积丸通治阴阳二积，药品虽峻，用之有度，补中数日，然后攻伐，不问其积去多少，又与补中，待其神壮而复攻之，屡功屡补，以平为期。经曰：大积大聚，毒可犯也，衰其大半而止，过则死。故去积及半，纯于甘温调养，使脾土健运，则破残之余积，不攻自走。若遂以磨坚消积之药治之，疾似去而人已衰，药过则依然，气愈消，痞愈大，竟何益哉！善治者，当先补虚，使血气壮，积自消也。不问何脏，先调其中，使能饮食，是其本也。虽然，此为轻浅者言耳，若夫大积大聚，不搜而逐之，日进补养，无益也，审知何经受病，何物成积，见之既确，发直入之兵以讨之，何患其不愈！"

【病案举例】

患者宣某[26]，男，55岁，2003年4月5日初诊。自觉腹部胀满，有硬块3年。2001年3月感两胁疼痛，食少纳呆，体倦乏力，大便溏薄。继见结膜充血，颜面及耳廓皮肤出现进行性红紫，某医院诊为"肝硬变"。2003年3月自感肝区痛剧，胃脘满闷，压迫感加重。实验室检查：血红蛋白200g/L，红细胞7.0×10^{12}/L，白细胞21.7×10^9/L，谷丙转氨酶130U，胆红素17.1μmol/L。诊为"真性红细胞增多症"。因无有效的治疗方法，患者求治于中医。触诊：两胁下各有一大痞块，左侧一痞块如覆盆，按之坚硬不移。伴腹部膨胀，不能进食，肠鸣便溏。两胁胀痛，时有刺激感，气短喘促，坐卧立行均感困难。舌体胖大边有齿痕、质暗，苔薄黄，脉弦滑而数。查体：体温37.4℃，心率98次/分钟，呼吸22次/分钟，血压150/80mmHg，头发枯槁无华，颜面紫红，全身肌肤甲错，尤以肘前、胫前为甚，但无巩膜黄染及浅表淋巴结肿大。腹部膨隆，按之较软。肝上界在右锁骨中线第6肋间，下界肋下3cm，质硬，表面光滑，有触痛。脾大，自左肋弓下斜向脐下19cm，质中等硬度，表面光滑，有触痛。实验室检查：血红蛋白190g/L，红细胞7.0×10^{12}/L，白细胞20×10^9/L。诊为"积聚"，辨证为血瘀气结型。治宜化瘀散结、疏肝行气。方用膈下逐瘀汤加味：当归、川芎、丹皮、桃仁、香附、延胡索、枳壳、炙甘草各10g，生地12g，五灵脂6g。每日1剂，水煎分2次服。

4月22日二诊：前方服16剂后，症状稍有减轻，呼吸较前平稳，肝脾略有缩小。实验室检查：谷丙转氨酶30U，血红蛋白180g/L，红细胞$6.7×10^{12}$/L。仍以上方加丹参30g，三棱、莪术各10g，以加强活血化瘀、祛瘀消积之力。

4月28日三诊：二诊方服6剂，诸症悉减，腹痛腹胀减轻，气喘已平，肝在肋下2cm，脾在肋下8cm。血红细胞155g/L，红细胞$4.8×10^{12}$/L。继以原方去五灵脂，加土鳖虫10g、炙鳖甲30g、鸡血藤30g，以加强软坚散结之功。

6月5日四诊：前方加减共服36剂，诸症皆除，食欲大增，精神较佳，面色如常。复查红细胞降至$4.9×10^{12}$/L，血红蛋白141g/L。肝大约1cm，脾大7cm。此乃急症渐复，宜缓治其本。取上方10剂。掺入六君子汤5剂，研细末，炼蜜为丸，每丸重10g。早、中、晚各服2丸，续服半年，以善其后。

按：本例较突出的症状是腹部胀满、肝脾明显肿大，与中医学的"积聚"相类似。积证无论外感内伤，都不外乎气郁络阻、瘀血停聚，经输不利，气结血瘀，血行不畅，不通则痛；肝郁犯脾，中运失健，则腹部膨胀，不能进食，肠鸣，便溏；三焦气化不利，气逆于上，则喘促，坐卧不宁；血瘀成积，化源不足，肌肤失养，则肌肤甲错；久病入血，瘀而化热，颜面及耳廓紫红，以午后为甚。舌苔薄黄，脉弦滑而数。积聚之证，多因情志抑郁，肝气不舒，酒食不节，以致脾胃损伤，脏腑失和，久则痰食凝聚，气血瘀滞。其病与肝脾二脏关系最为密切。因此，在临床治疗中，必须正确处理"正与邪"、"攻与补"之间的关系，或先攻后补，或先补后攻，或寓攻于补，或寓补于攻，随证施治，灵活运用，方可使正气渐复，邪气渐衰，促进疾病向好的方面转化。一般临床治疗积证，多以破瘀消积为主，而肝病之积证则不益攻伐太过，太过则伤正，正伤则积反愈甚。所以临证不当首用大毒峻烈之药，宜先用调肝理气、活血化瘀之品，使气机疏达，瘀血消散，新血流通，而积聚自散于无形之中，此即"化瘀生新"之理。在案例所拟方中，重用活血化瘀之品，如丹参、桃仁、赤芍、川芎、五灵脂、红花等，另以延胡索、香附、枳壳疏肝理气以止痛，盖气行则血行，血行则痛止；另取穿山甲软坚散结；生地、当归、白芍滋养肝血；炙甘草既可扶正和中，与白芍相配，又能缓急止痛，可谓丝丝入扣，直中要害。至于后期调理，则在原方中加入"六君子汤"制成蜜丸，意在"缓则治其本"。诸药相配伍，攻伐而不伤正，扶正方可祛邪，使肿大的肝脾渐渐缩小，血象也逐渐恢复至正常。

第五节 其他内科疑难杂症

王清任《医林改错》中立膈下逐瘀汤，以治肚腹血瘀之症。其言："病有千状万态，不可以余为全书。"《医林改错》中论："积聚一症，不必论古人立五积、六聚、七症、八瘕之名，亦不议驳其错，驳之未免过烦。今请问在肚肠能结块者是何物？若在胃结者，必食也；在肠结者，燥粪也。积块日久，饮食仍然如故，自然不在肠胃之内，必在肠胃之外。肠胃之外，无论何处，皆有气血。气有气管，血有血管。气无形不能结块，结块者，必有形之血也，血受寒，则凝结成块；血受热，则煎熬成块。竖血管凝结，则成竖条；横血管凝结，则成横条；横竖血管皆凝结，必接连成片，片凝日久，厚而成块。既是血块，当发烧。要知血府血瘀必发烧，血府，血之根本，瘀则殒命；肚府血瘀不发烧，肚腹，血之梢末，虽瘀不致伤生。无论积聚成块，在左肋、右肋、脐左、脐右、脐上、脐下，或按之跳动，皆以此方治之，无不应手取效。"由此可知，血瘀的征象可谓千奇百怪，如肠胃结块，按之不移，饮食如故，或肚腹有物成竖条，或成横条。甚则连成片状等，都可以从瘀血来考虑。书中所论血府血瘀必发烧，但王氏未论血府血瘀为何发烧，只论其后果严重，血府瘀阻，乃至毙命。以下四则验案兼用膈下逐瘀汤治疗，有腹部结块者，有不孕者，有腹不任物者，有胃脘灼热者，王清任论：肚府血瘀不发烧，肚腹，血之梢末，虽瘀不致伤生。而下案胃脘灼热一例中，恰乃肚府血瘀发热，用膈下逐瘀汤取效甚良，当然今之胃脘与古之肚腹是有区别的，古之胃脘称为心下，即心下也可归入血府的范畴，因此二者并无定论，需读者慢慢体会，方可把握其中真谛。

【病案举例】

一、腹壁血栓性静脉炎

陈某[27]，女，30 岁。左上腹壁有一硬索状物，疼痛已 1 周。1978年 9 月 3 日邀余诊治。查患者左上腹壁有一绳索状物，长约 6cm，与左肋缘相平行，捏之疼痛，拉紧索状物时，腹壁出现凹陷性浅沟，局部皮肤不发红。脉弦，舌象正常。西医诊断为"腹壁血栓性静脉炎"。四诊合参，证属脉络瘀阻，治宜逐瘀通络。处方膈下逐瘀汤：桃仁、红花、川芎、赤芍、当归、丹皮、五灵脂、延胡索各 3g，余为 6g。每日 1 剂，水煎分 3 次温服。外敷《外科正宗》冲和膏。进药 12 剂后，腹壁索状物消失，疼痛亦随之消失。随访 3 年，病未复发。

按：腹壁血栓性静脉炎是腹壁浅表静脉因血栓形成而致的静脉内膜

炎症。1939 年 Mondor 首先报道此病，故又称 Mondor 病。Mondor 曾对病理作了较细的观察和研究，证实本病为闭塞性静脉内膜炎。病因不明。发病前常有外伤史，有认为与乳房手术、脓肿切开和局部压迫等有关；或系结核病、感冒和肝炎等感染性变态反应所致。其发病机制，据文献报道早期病例的病理标本中，可见血管壁的变性反应性改变，索条中心管腔中有淋巴样物质，没有红细胞成分，并缺乏肌纤维与弹力纤维，故可认为是淋巴管轻度炎症所致。国内学者通过病理观察，发现在急性病例的管腔中有变性红细胞及新鲜血栓，认为本病是静脉血栓导致的静脉血管内膜病变。病程由 15 天～15 个月不等。

症状可见：①浅在条索　发病初期胸腹壁多有一处浅在小索条，以后逐渐延长。上腹壁可延至胸壁达腋窝；下腹壁走向腹股沟处。②疼痛　在发现条索的同时，患者常伴自发性疼痛或活动时牵扯痛，成为患者就诊的原因。病程长者亦可无自觉症状。③查体胸腹壁可见皮下浅在条索，质坚硬，局部无红肿，用手指将条索一端拉紧时，在皮肤上可出现一凹陷性皮肤浅沟，如将两端拉紧，在皮肤上可出现条索状隆起，局部有程度不等之压痛。多数病人因发现胸腹壁浅在条索伴自发性疼痛或活动时牵扯痛而就诊。病程短者多有自发痛。

膈下逐瘀汤用治腹壁血栓性静脉炎，并非药与证相对，腹壁血栓性静脉炎乃西医病名，其临床症状表现并非都可辨为血瘀之证，故临证之中，当细心推求，中医之瘀血证注重其临床表现，而轻其机制的推导，西医则恰恰相反，注重疾病机制，发病机制的研究，二者的宗旨其实是一样的，即"治病必求于本"，但两种医学对"本"的认识大相径庭，故如何以我们传统的方式，来加强症状的机制推导，值得我们这一辈去研究探索，正如王清任对于血府血瘀发烧，而肚腹血瘀不发烧的论断，只谈其表现，而未深究其理。

二、原发性不孕症

向某[27]，女，28 岁。婚后 3 年未孕，妇科检查无异常，诊为"原发性不孕症"，转来中医门诊，询问病史，患者月经能如期来潮，汛前胸胁郁闷，经期腹痛拒按，下紫黑血块，切脉弦，舌质有小瘀点。证属肝气郁结、血瘀胞宫之不孕。考膈下逐瘀汤，既有疏肝之药，又有逐瘀之品，施于此例合拍。方用膈下逐瘀汤：赤芍、香附、当归各 10g，余药均为 3g。每日 1 剂，水煎分 3 次温服。每届月经前 10 天开始服药，月经来潮即停药。经治 4 个月周期，患者经前无不适感，经期无血块，腹痛告失。1982 年 12 月，患者停经 50 天，妇科检查诊断为妊娠。

按：女子结婚后夫妇同居二年以上，配偶生殖功能正常，未避孕而不受孕者，称"原发性不孕。"《山海经》称："无子"，《千金要方》称："全不产"。如曾生育或流产后，无避孕而又二年以上不再受孕者，称"继发性不孕"，《千金要方》称："断绪"。早在《素问·骨空论》中就有不孕之名，唐代《千金要方》曾在篇首论述此病。历代妇科医籍均辟有"求嗣"、"种子"、"嗣育"门，以研究治疗。

近几年不孕症发病率呈明显上升趋势，其递增趋势可能与晚婚晚育、人工流产、性传播疾病等相关。不孕症按其部位及发生原因大致可分为四类：①外阴阴道因素：如无处女膜阴道横隔、先天性无阴道等先天畸形；严重阴道炎症时大量白细胞能吞精子，降低精子活动力，缩短其生存时间而影响受孕。②子宫因素：约占不孕症的10%～15%，正常子宫前倾前屈、子宫颈口向后，性交后子宫颈口浸泡在精液中有利于受孕。如子宫后倾后屈，使子宫颈口向前向上可影响受孕。由于卵巢孕酮分泌不足，使子宫内膜分泌反应不良；子宫发育不全以及子宫内膜炎症如结核性子宫内膜炎，黏膜下子宫肌瘤等都可影响孕卵着床。③子宫颈因素：是不孕症较为重要的原因，约占不孕症的10%～20%。排卵期子宫颈外口开大，由月经后的1mm直径开大至3mm，子宫颈黏液在排卵期增多，清亮透明，pH值7.0～8.2可以中和阴道的酸性有利于精子的活动和通过。由于慢性宫颈炎或雌激素水平低落，子宫颈黏液可变黏稠或含有大量白细胞，不利于精子的活动和通过，可影响受孕。此外，子宫颈息肉或子宫颈肌瘤能堵塞子宫颈管，影响精子的通过，子宫颈口狭窄也可能是不孕的原因。④输卵管因素：输卵管炎症粘连引起输卵管阻塞，阻碍卵子和精子相遇而致不孕。盆腔子宫内膜异位症也可使输卵管粘连扭曲而造成不孕。

总之，随着社会的发展，工作压力的增大，原发性不孕症的发病率逐年升高，中医治疗不孕症取得了良好的疗效，很多诊断为原发性不孕的重病患者经用膈下逐瘀汤辨证治疗，往往得到出乎意料的疗效，正如《温病条辨》言："治内伤如相，坐镇从容，神机默运，无功可言，无德可见，而人登寿域。"

三、腹不任物案

陈某[27]，男，17岁。近5个月来，患者安静时，上腹部不能感触衣被，稍一触就有蚁走感。为避免蚁走感，患者上课时常常扯拽内衣，睡觉时被子只盖在上腹部以下部位。当患者兴趣集中时，任凭摩擦腹壁，则无不适感。西医诊断为"神经官能症"，治疗罔效。1982年10

月 5 日来我处治疗。查舌无异常,切脉有涩象。读《医林改错》:某人胸不任物,夜卧露胸可睡,盖一层布则不能睡。经王清任辨证,认为是瘀血作祟,施血府逐瘀汤,数剂病瘳。受此经验之启迪,结合患者脉涩特点,此例腹不任物案的病机是血瘀上腹。方疏膈下逐瘀汤:桃仁、红花、赤芍、当归各6g,余药均为3g。每日 1 剂,水煎分 4 次温服。进药 15 剂后,其症悉除。

按:《医林改错》所论之腹不任物,卧则腹坠等证,都乃瘀血作祟所致,但其发病机制,鲜有论述,盖腹不任物,其人脉或涩,或不涩,证如平人,何以乃血瘀作祟,血瘀之征即无,当从何处求之,此乃实证,所谓拒按为实,喜按为虚,腹即不任物,则当属实也,其次当辨在气在血,在气则攻串胀痛,呈游走性,在血则固定不移,或为刺痛,或为夜间痛甚。此患者腹部不能触,一触即有蚁行虫走感,此乃风象,所谓治风先治血,血行风自灭。腹部乃足阳明胃经和足太阴脾经所过之处,腹部皮肤受两经经脉和络脉所滋养,故腹部感觉异常,当与两经经脉不通,无以濡养有关,正如《金匮要略》所论:"夫诸病在脏欲攻之,当随其所得而攻之,如渴者,与猪苓汤。余皆仿此。"故当细审本病所得之根本,乃瘀血作祟,但当活血化瘀而愈,所谓药到病所。临床中所见之腹不任物,不可拘泥于瘀血一端,亦有因痰饮内阻所致者,当细审。有形之邪,征象显露,容易辨别,无形之邪,征象不显,亦无踪迹可寻,辨之甚难,当精思。此外在《伤寒论》中,对于患者腹胀满,不大便二三日,不能确定有燥屎者,仲景先投以小承气汤,其人腹中有矢气者,后必溏,无矢气者,乃有燥屎,投以大承气汤,效仿先师之法,对于本病亦可以药验之,投以行气活血之剂,以探其邪之所在。总之病之所得,或为阴,或为阳,或为实,或为虚,或在气,或在血,或为寒,或为热,或在表,或在里,不外此八端,况邪之所患,其形必露,日久邪气日增,正气日衰,其象渐显,则其所辨亦明。

四、胃脘灼热案

高某[27],女,30 岁。患者心胸烦闷,口干舌燥,胃脘灼热,时值隆冬,每欲冷饮,饮水量不多,兮兮发热,似如一盆炭火,常将清凉油涂抹在上腹部。1982 年 12 月 15 日,患病 10 日后来我处就诊。查患者体温正常腹软无压痛,舌质淡红,有小瘀点,苔薄白,脉细弦。

思忖此例,患者胃脘灼热,口渴饮冷及心胸烦闷,似乎一派热象。然脉不洪大,舌质不红、苔非黄燥,绝非实火证,且脉不细数,苔不偏少,舌质不红,亦非阴虚内热证。究其病变若何?周学海《读医随笔·

瘀血内热》说："腹中自觉有一股热如汤火者，此无与于气化之事也，非实火内热，亦非阴虚内热，是瘀血之所为也。"《金匮要略》言："病者如热状，烦闷，口干燥而渴，其脉反无热，此为阴伏，是瘀血也。"治则活血逐瘀，选方膈下逐瘀汤：桃仁、红花、赤芍各 10g，余药均是 3g。每日 1 剂，水煎分 5 次服。连服 6 剂，患者病情霍然告失。

按：患者胃脘灼热，欲饮冷水，口干舌燥，分分发热，一派热象，但观舌脉，则脉证不符，当舍证从脉，亦或舍脉从证，当求其本，究其源。《伤寒论》13 条论："阳浮者，热自发，阴弱者，汗自出。"阴阳二者，互根互用，阴为阳之体，阳为阴之用，二者你中有我，我中有你，如阴不敛阳，则阳气浮散，不能入阴，阳浮于外，热气自发，胸腹之阳气上浮于外，故乃见胃脘灼热，口干舌燥。此非为阳盛之热，亦非阴虚内热，与虚阳外越相类似，但不属虚阳之列，此乃阴阳二者不相调，营卫不和之属。阴阳不调，当调其阴阳乃愈，本病如调其阴阳，恐取效甚微。穷究其因，造成此病阴阳不调之根本在瘀血内阻，如上文《金匮要略》所论之："病者如热状，烦闷，口干燥而渴，其脉反无热，此为阴伏，是瘀血也。"

参考文献

[1] 王艳. 膈下逐瘀汤的临床应用. 甘肃中医学院学报, 2007, 24 (1): 34 - 35.

[2] 安怀玉. 膈下逐瘀汤治疗冠心病心绞痛临床观察. 湖北中医杂志, 2002, 24 (11): 9.

[3] 祝厚刚, 洪喜良, 鱼运涛等. 心可定治疗冠心病无症状心肌缺血疗效观察. 中西医结合杂志, 1994, 14 (4): 214 - 214.

[4] 宋德明, 苏海, 吴美华等. 川芎嗪丹参对心肌成纤维细胞胶原合成和细胞增殖的影响. 中国中西医结合杂志, 1998, 18 (7): 423.

[5] 张照, 朱维启, 阮鸿刚等. 丹参注射液对心肌微循环的影响. 病理生理学报, 1985, 1 (2): 19.

[6] 王筠默. 中药药理学. 上海：上海科学技术出版社, 1997: 70 - 71.

[7] 孙济东. 膈下逐瘀汤治疗缩窄性心包炎有效. 中医杂志, 1981, 8: 79.

[8] 马洁. 膈下逐瘀汤化裁治疗慢性萎缩性胃炎 68 例. 江苏中医药, 2005, 26 (4): 18.

[9] 陈普德. 刘汇川老中医应用膈下逐瘀汤治疗慢性胃炎浅探. 实用中医内科杂志, 2007, 21 (8): 14 - 15.

[10] 张春燕. 中医辨证治疗胃溃疡体会. 吉林中医药, 2007, 27 (1): 13.

[11] 陶炼. 辨证治疗晚期胃癌 40 例临床观察. 湖南中医杂志, 2002, 18 (2): 5.

［12］潘敏救，黎月恒. 中华肿瘤治疗大成. 石家庄：河北科学技术出版社，1996，114－115.

［13］蒲平. 膈下逐瘀汤治呃逆. 四川中医，1993，1：31.

［14］许成群. 膈下逐瘀汤治疗慢性结肠炎24例. 安徽中医学院学报，1994，13（1）：35.

［15］冯长旭. 膈下逐瘀汤治疗慢性结肠炎32例疗效观察. 山西中医学院学报，2006，7（4）：26－27.

［16］徐新勇，刘建武，陈秋红等. 加味膈下逐瘀汤保留灌肠治疗漫性结肠炎24例. 国医论坛，2004，19（5）：24.

［17］姜春华等. 活血化瘀研究新编. 上海：上海医科大学出版社，1990. 445.

［18］苟海峰. 膈下逐瘀汤加减治疗老年慢性腹泻128例. 福建中医药，2007，4：20.

［19］杨贵荣. 膈下逐瘀汤治愈肾泻. 四川中医，1985，6：23.

［20］陶爱军. 膈下逐瘀汤加减合丹参注射液治疗淤胆型肝炎22例. 安徽中医学院学报，2001，20（6）：19.

［21］刘红臣. 膈下逐瘀汤治疗肝脏疾病332例观察. 实用中医内科杂志，2005，19（4）：365.

［22］谢红敏. 中西医结合治疗肝硬化30例. 云南中医中药杂志，2000，21（1）：21.

［23］钟艳梅. 膈下逐瘀汤治疗脂肪肝2例. 山西中医，2009，5（2）：3.

［24］费新应，黄廷荣，沈震等. 膈下逐瘀汤辅助治疗原发性肝癌的临床观察. 湖北中医杂志，2006，28（1）：34.

［25］黄元珍. 6例原发性肝癌的治疗体会. 现代中西医结合杂志，2004，13（18）：2450.

［26］梁苏荔. 化瘀软坚治疗真性红细胞增多症1例. 湖北中医杂志，2004，26（6）：44.

［27］孙会文. 膈下逐瘀汤治验4则. 陕西中医，1984，5（3）：23.

第二章

外 科 疾 病

第一节　肝破裂缝合术后肝内积液

　　肝破裂是腹部创伤中的常见病，右肝破裂较左肝为多。肝位于右侧膈下和季肋深面，受胸廓和膈肌保护，一般不易损伤，但由于肝脏质地脆弱，血管丰富，而且被周围的韧带固定，因而也容易受到外来暴力或锐器刺伤而引起破裂出血。在肝脏因病变而肿大时，受外力作用时更易受伤。肝损伤后常有严重的出血性休克，并因胆汁漏入腹腔引起汁性腹膜炎和继发感染。

　　手术处理以暂时控制出血，尽快查明伤情为目的。一旦决定手术，应迅速剖开腹腔，争取控制出血的时间。手术切口应足够大，以便充分显露肝。进入腹腔后，往往由于出血汹涌，影响探查伤情。此时，术者应迅速在肝十二指肠韧带绕一细导尿管或细的条带，将其缩紧，阻断入肝血流。同时，第一助手用吸引器将腹腔内积血吸尽，迅速剪开肝圆韧带和镰状韧带，在直视下探查左右半肝的脏面和膈面。需要指出的是，在探查过程中，一定要避免过分用力牵拉肝，以免加深撕裂肝上的伤口，造成更大量的出血。如果在入肝血流完全阻断情况下，肝裂口仍有大量出血。说明有肝静脉或腔静脉损伤。以纱布垫填塞伤口，压迫止血，并迅速剪开受伤侧肝的冠状韧带和三角韧带。显露第二或第三肝门，予以查清。然后根据肝受伤情况，决定选择何种手术方式。在肝外伤的手术处理中，常温下阻断入肝血流是最简便、最有效的暂时控制出血的方法，临床上已广泛应用。在正常人，常温下阻断入肝血流的安全时限可达 30 分钟左右；肝有病理改变（如肝硬变）时，阻断入肝血流的时限最好不要超过 15 分钟。

　　肝破裂缝合术后常合并有肝内积液等合并症，西医治疗并无特定有效的方法，往往需要中药制剂的全面调理。

　　【临床应用】

　　膈下逐瘀汤对于治疗创伤性疾病的合并症，及后期调理有着良好的疗效。中药治疗肝实质破裂合并肝内积液，可以达到一举两得，同时兼顾的临床优势。但是对于临床本病的辨证，不但要注意血瘀的表现，同时要结合患者目前的身体状况，即体质问题，进行调理，不可过用活血化瘀之品，以防伤正。因此对于活血化瘀药的剂量问题要把握恰当，适当可以佐以益气扶正之品，针对患者的体质，从根本上论治。

【病案举例】

冯氏[1]所选52例患者均为肝实质破裂，根据吴孟超肝外伤分级[2]分为Ⅱ、Ⅲ级，均实施缝扎填塞术，术后均发生不同程度的肝内积液。随机分为两组。治疗组25例，其中男18例，女7例，平均年龄（38±3.5）岁，Ⅱ级15例，Ⅲ级10例；对照组27例，其中男20例，女7例，平均年龄（36±4.2）岁，Ⅱ级17例，Ⅲ级10例。两组资料运用统计学比较无显著性差异（$P > 0.05$），52例患者均经B超及CT检查证实有肝内积液。

两组病例均应用甘利欣150mg、维生素 K130mg、甲氰咪胍0.6g加入到5%葡萄糖注射液500ml中静脉滴注，每日1次，并视情况给予抗生素预防感染及营养支持治疗。治疗组在此基础上给予膈下逐瘀汤加减，药用桃仁15g，五灵脂12g，当归12g，川芎10g，牡丹皮12g，赤芍12g，甘草6g，红花10g，香附12g，柴胡10g，丹参15g，陈皮6g，枳壳15g。每日1剂，分早晚2次温服，10天为1个疗程。

疗效标准分为三级，治愈：肝内积液消失，血常规正常，肝功能正常；显效：积液减少2/3以上，血常规正常，肝功能正常；有效：积液减少1/3以上；无效：积液不变或增加。

治疗结果显示，治疗组治愈14例（56%），显效9例（36%），无效2例，总有效率92%；对照组治愈12例（44.4%），有效6例（22.2%），无效9例（33.3%），总有效率66.6%。两组总有效率比较有显著性差异（$P < 0.05$）。

按：肝破裂缝扎填塞术后常合并肝内积液，其原因可能为伤处缝扎不彻底，或肝内小血管破裂，低血压时出血停止，血压恢复后出血加重，致肝内积血或破裂胆管形成胆漏而不能吸收。西医认为保肝、预防感染及支持治疗可促进积液吸收。中医认为本病属"血瘀"范畴，治应活血化瘀。以膈下逐瘀汤加减治疗，具有改善循环，减少渗出，促进积液吸收的作用。中西医结合治疗本病有互补及协调作用，恢复较快，方法简便，值得临床应用与推广。

第二节　子宫术后痛经

痛经是指妇女正值经期或经行前后出现周期性小腹疼痛或痛引腰

骶，甚至剧痛晕厥者。西医妇科学认为原发性痛经的发生与子宫合成与释放前列腺素增加有关。前列腺素诱发刺激子宫平滑肌收缩，产生下腹痉挛性绞痛，当子宫平滑肌过度收缩，历时稍长时，可造成子宫供血不足，甚至引起子宫缺血，导致厌氧物积贮，刺激疼痛神经元而发生痛经。同时前列腺素的刺激还可以使子宫收缩强度及频率增加，收缩不协调或呈非节律性，而致子宫缺血缺氧，引起痛经。

近二三十年来，不少学者根据中医妇科学有关痛经的病因病机制论，结合西医妇科学对痛经病因病理认识，从临床及实验研究入手，求证中医药治疗痛经的疗效与机制。有学者应用活血化瘀药物对气滞血瘀或寒凝血瘀型原发性痛经患者治疗前后对照研究证实，本类中药具有改善患者盆腔血流波形、波幅、血灌流量、两侧波幅差、流入时间指数等血流动力学作用；甲皱毛细血管的形态、流态、祥周状态呈现的微循环障碍也随着临床症状的缓解而随之得到改善。

总之，引起痛经的原因多种多样，有体内因素如月经不调，经期感染，情志因素等，体外因素也可引起，如人工流产、宫内置节育器等子宫手术，也可引起经前或经期少腹部疼痛。

【临床应用】

陈氏[3]应用加减膈下逐瘀汤治疗子宫术后痛经 86 例，患者临床症状改善明显，服药五剂后腹痛即明显减轻，可谓效如桴鼓。陈氏选取86 例患者均系门诊患者，年龄为 21～48 岁，平均年龄 34.5 岁。其中宫内置节育器 27 例，人工流产 24 例，人工流产加宫内置节育器 30 例，剖腹产 2 例，引产 3 例。临床症状以行经前或行经期下腹部疼痛，并随月经周期发作为特征，常伴白带增多，色黄，腰酸等症状。妇检时有下腹部或输卵管压痛，输卵管呈条索状增粗，子宫颈有举痛。"B 超"示：子宫肥大，光点增粗，重则可见输卵管或子宫直肠凹陷有积液等。治疗方法采用加减膈下逐瘀汤：当归、川芎、赤芍、桃仁、延胡索、乌药、香附、五灵脂各 10g，败酱草、红藤、牛膝各 12g，蒲公英 30g。月经量多，经期延长者去桃仁、五灵脂，加三七末（另冲）4g，益母草 15g；月经先期者去当归、川芎、桃仁，加青蒿 6g，丹皮 9g，丹参 15g；腰膝酸痛者加川断、杜仲、菟丝子各 15g。每日 1 剂，分 2 次水煎，空腹服。于月经周期第 20 天开始服用，每 10 天为 1 疗程。如有炎症性包块，配合外敷药：川椒、大茴、降香各 12g，制乳香、制没药各 9g，共研细末，以面粉 3 匙，用高粱酒少许调敷患处，再取热水袋温煨包块部位，每日 2 次。结果显示：86 例经 1～3 个疗程，治愈 61 例，有效 20 例，无效 5 例，总有效率为 96.4%。

　　中医药对于痛经的治疗，历来都有良好的疗效。对于功能性痛经，经及时有效的治疗，常能痊愈；而属器质性病变所引起者，虽病程缠绵，难获速效，通过辨证施治，也可取得较好消减疼痛的作用，坚持治疗亦有治愈之机。可以说中医对于疼痛的治疗，有其独到而有效的见解，远比临床中对于找不出原因就冒然应用阿托品、吗啡等镇痛药更可靠而疗效长久，可以说中医的辨证治疗是抓住了痛经等疾病的本质，从根本入手，虽然起效的时间缓慢，但就是在这足够长的时间里，疾病逐渐痊愈，常常令患者感觉不到而疾病已悄然痊愈，而西医的治疗则只是暂时的对症治疗，是治标而不治本的，其对疼痛等疾病的治疗，只是暂时的缓解，或者通过药物抑制前列腺素的生成，或者直接应用吗啡等中枢镇痛，虽取效甚快，但只得一时之缓解，如此反复应用，不但疼痛逐渐缠绵，而且机体对于药物的敏感性也逐渐降低，可谓为害深也。临证应用加减膈下逐瘀汤的指针是，经前或经期小腹胀痛据按，经血量少，行而不畅，血色紫黯有块，块下痛暂减；乳房胀痛，胸闷不舒；舌质紫暗或有瘀斑瘀点，脉弦或细涩等。膈下逐瘀汤为治积聚成块，疼痛不移，属血瘀证之奇效良方。方中香附、乌药、枳壳理气行滞，当归、川芎、桃仁、红花、赤芍活血化瘀，延胡索、五灵脂化瘀定痛，丹皮凉血活血，甘草缓急止痛、调和诸药，所谓气顺血调则疼痛自止。

　　【病案举例】

　　史某[3]，女，30 岁，干部，1992 年 3 月 8 日就诊。患者于半年前行人工流产加宫内置节育器术后，出现腰酸，带下如注，色黄赤相兼。经前 1 周开始少腹胀痛，经来加重。经色紫暗挟有瘀块。末次月经来潮 2 周至今淋漓不净。舌偏红，苔黄薄腻，脉滑数。妇检：双侧附件及子宫触痛，宫颈管举痛，后穹窿饱满感；实验室检查：血白细胞，中性；"B 超"示：双侧输卵管增粗，左卵巢肿大 4cm×3.5cm，子宫直肠凹陷有大量液性暗区。诊断：慢性盆腔炎复发，中医辨证为湿热之邪内侵，客于胞中，导致气血瘀阻，冲任不调。治宜祛瘀生新，引血归经为法，加减膈下逐瘀汤去桃仁、蒲公英，加三七末（另冲）4g，益母草 15g，阿胶珠 10g，3 剂。

　　二诊：药后血止，腹痛未作。据其带下，腰酸，后以完带汤加减，7 剂，血常规正常。

　　三诊：时逢月经前期，据其有痛经史，用加减膈下逐瘀汤去桃仁，加益母草 15g，连服 10 剂，并配合外用药于局部热敷。月经按期来潮，腹痛消失，经行 4 天干净。守原法连用 2 个疗程，腹痛未作，带下、月经均正常。妇检无子宫、附件压痛；"B 超"示：子宫、卵巢大小正常，未见异常声像图。

按： 术后痛经常因宫内置节育器、人工流产等手术时胞宫经络受阻，湿毒之邪乘虚而入，损伤任带二脉，导致气血瘀阻而发病。这种由继发感染引起的痛经，常常被人们误以为是"宫内置节育器不服"等而要求取环。《济阴纲目·论经病疼痛》引戴氏之言："经水来而腹痛者，经水不来亦痛者，皆血之不调也。"治疗此类痛经，当以"通"字为法，通则不痛，不通则痛，选用膈下逐瘀汤临证加减，旨在活血祛瘀、行气止痛。根据现代药理研究报道，活血化瘀药物具有改善微循环，促进增生病变的转化和吸收等作用，正所谓"化瘀生新"，故对治疗痛证疾患有甚为显著的疗效，值得效仿。

第三节 女扎后腹痛

输卵管结扎是一种很小的手术，结扎后身体健康一般不受影响，结扎的部位是在下腹部切一小口取出输卵管，在输卵管的峡部切断，捆扎或上银夹。最好的结扎方法是抽心包埋法，它对组织创伤少，成功率高，过去多采用波氏法、药物黏堵法等，此类方法对组织创伤大，如果需要做输卵管吻合再通手术，则再通的奋发图强率就很低，所以现在一般不采用此种结扎手术。

一般女性结扎后卧床休息 6 个小时应尽快下床活动，要把腰伸直，这样不会使切口及结扎部位受伤，并且还可以防止腹腔脏器与切口处发生粘连，促使身体早日恢复健康。术后 3 天可以拆线，一个月内应避免做重体力劳动，女扎术一般不会出现什么并发症，但因各种原因，经常可以见到女扎后即马上开始工作或劳动，以致出现伤口愈合不好，腹部经常性疼痛等后遗症，或因手术原因导致输卵管局部血液循环障碍，产生腹痛。

【临床应用】

膈下逐瘀汤出自《医林改错》，由当归、川芎、赤芍、桃仁、红花、枳壳、延胡索、五灵脂、牡丹皮、乌药、香附、甘草组成，功能活血化瘀，行气止痛。主治瘀在膈下，形成积块，腹痛下坠等。张氏用于女扎后腹痛，效果较好。张氏[4]临床选取 36 例患者，均为结扎后外伤完全愈合而又出现腹痛者，年龄在 26～37 岁之间，2 胎结扎 32 例，3 胎结扎 4 例，伤愈后 10～30 天发病 26 例，31～60 天发病 6 例，60 天以上发病 4 例；伴发热者 9 例，血象高者 6 例。

治疗以膈下逐瘀汤加减为法：当归15g，川芎12g，赤芍12g，桃仁12g，红花15g，枳壳15g，延胡索20g，五灵脂12g，牡丹皮12g，乌药

12g，香附 15g，甘草 6g。发热者加柴胡 15g，黄芩 15g；血象高者加野菊花 20g，金银花 20g；体弱者加人参 9g，减五灵脂；寒盛者加小茴香 12g。上药先用冷水浸泡 20 分钟，武火煎开后改文火煎 20 分钟，连煎 3 次，合并后分早、晚 2 次服。10 天为 1 个疗程，若 3 个疗程无效停服。

治疗结果：以腹痛消失，3 个月内不复发为痊愈，有 30 例；疼痛减轻，或愈后又复发为减轻，有 5 例；疼痛始终未减为无效，有 1 例，有效率为 97.22%。

【病案举例】

李某[4]，女，28 岁，农民，2001 年 6 月 8 日就诊。结扎伤愈后 40 天。自觉结扎处疼痛已 10 天，初起隐约刺痛，因正值农忙，未予重视，现疼痛加重，有坠胀感，按压痛重，无板状腹，麦氏点无压痛及反跳痛，B 超检查输卵管结扎处增粗，其他无异常。血常规正常。曾服扑热息痛片、麦迪霉素片等无效。月经量少色紫，已净 6 天，舌质紫，脉弦。中医辨证为气滞血瘀型腹痛。治则：活血化瘀，行气止痛。方用膈下逐瘀汤，取药 4 剂。

6 月 15 日复诊：疼痛消失，又取 2 剂，巩固疗效。6 月 20 日 B 超探查：结扎处增粗已消，随访半年无复发。

按：女扎直接损伤输卵管，其局部血液循环必然会受到影响。机体在自身修复过程中，受到内、外等诸多因素的直接或间接影响，势必引起气血运行不畅，经络不能通顺，不通则痛，以致发为腹痛。本方活血通络，调气止痛，有畅通气血之功，气血通畅则组织自身修复加快，疼痛则悄然自愈，气血通畅后结扎处因炎症增粗的输卵管也会随着炎症的消失而恢复自然。此外方中当归养血活血，修复损伤组织；川芎、赤芍、桃仁、红花、牡丹皮活血行瘀；延胡索、五灵脂化瘀止痛；枳壳、乌药、香附理气调肝，温经通脉；甘草缓急止痛，调和诸药。本方调气、活血、温经三者并用，体现了"气行则血行，血行则经络得通"，"以温则散"，"通则不痛"的原则，气顺血通，肿消瘀散，疼痛则止。

第四节　输卵管结扎术后盆腔静脉瘀血症

任何使盆腔静脉血液流出盆腔不畅或受阻的因素，均可以导致盆腔静脉淤血。和男子相比，女性盆腔循环在解剖学、循环动力学和力学方面有很大的不同，是易于形成盆腔瘀血的原因。女性盆腔循环的特点主要是静脉数量增多和构造薄弱。一般是两条或两条以上的静脉伴随一条同名动脉，有较多的吻合支及静脉丛，血流缓慢，如盆腔的中等静脉子宫静脉、阴道静脉和卵巢静脉，大多是 2~3 条静脉伴随一条同名动脉，卵巢静脉甚至可多达5~6条，形成蔓状静脉丛，弯曲在子宫体两侧后方，直到它们流经骨盆缘前才形成单一的卵巢静脉。在子宫、输卵管、卵巢静脉之间有许多吻合支，在输卵管系膜内，有子宫静脉和卵巢静脉的吻合支，并形成环状的静脉循环，再与外侧的卵巢静脉丛吻合。

起源于盆腔脏器黏膜、肌层及其浆膜下的静脉丛，汇集成两支以上的静脉，流向粗大的髂内静脉。盆腔静脉数量上的增多是为了适应盆腔静脉流动缓慢的需要。盆腔静脉较身体其他部位的静脉壁薄，缺乏筋膜组成的外鞘，没有弹性，大多没有瓣膜，且一些经产妇的瓣膜功能常不全。穿行在盆腔疏松的结缔组织中，且女性盆腔静脉血容量多，故容易引起盆腔内、外生殖器、膀胱、直肠及肛门周围静脉瘀血，造成血管迂曲、扩张、瘀血。同时合并外阴、宫颈、下腹静脉曲张。另外膀胱、直肠、生殖器三个系统静脉彼此相通，任何一个系统发生障碍，均可以影响到另外两个系统。

输卵管结扎术造成的损伤或局部病变是发生盆腔静脉曲张的众多因素的主要因素之一。由于输卵管的血供为双重供应，动脉源于子宫动脉的输卵管支及峡支，漏斗部由卵巢动脉的伞支分布而来，两者之间相互吻合，而静脉一部分入卵巢丛，一部分入宫颈阴道丛，这样就形成了输卵管动脉与静脉走向不同的特点。在输卵管结扎的过程中，如果损伤了输卵管系膜静脉或局部病变，使血供的平衡关系受到了破坏，就会影响盆腔静脉循环动力学的改变。使系膜内血管网血液循环受阻，造成静脉血管曲张。

此外因力学因素造成盆腔静脉瘀血症，如早婚早育者，在其生殖器未完全成熟时负担过重，或房事不节、孕产频繁都容易产生盆腔静脉淤血，因大量雌激素和孕激素的影响，再加上子宫周围静脉的压迫，可引起子宫周围静脉扩张。长期站立或久坐体位、由于子宫体的重力作用及膀胱充盈使子宫体向后移位，也可影响盆腔静脉的流出。习惯仰卧睡眠者，盆腔大部分静脉的位置均低于下腔静脉，不利于盆腔静脉血液流出盆腔。

不少学者认为本综合征的主要症状是容易疲劳，腰痛，性感不快等，并发生失眠、抑郁、癔症与盆腔静脉瘀血关系密切，多由自主神经调节功能失去平衡而导致盆腔局部静脉淤血。此外还有子宫肌瘤、慢性盆腔炎（尤其是形成输卵管卵巢囊肿者）、哺乳期慢性闭经宫颈炎等，造影时可显示盆腔静脉淤血影像。

由于以上几种因素，使一部分解剖结构薄弱的盆腔静脉在功能上发生变化，影响血流运行，形成淤血、水肿，长久则组织缺氧而导致结缔组织增生或纤维化，再通过神经血管之间相互影响，波及整个生殖器和乳房，而表现为临床一系列综合征。由于淤血而引起的局部组织及相关器官的水肿，开始是暂时性的、可逆性的，持续多年或反复加重后，则可以发生永久性变化。大体病理所见为外阴静脉充盈以致曲张，阴道黏膜紫蓝着色，宫颈肥大水肿，颈管黏膜常呈外翻性糜烂，周围有黏膜紫蓝着色，有时可在宫颈后唇看到充盈的小静脉，宫颈分泌物很多。

【临床应用】

盆腔静脉瘀血症是由于盆腔静脉或静脉丛曲张、瘀血，从而引起慢性下腹部疼痛、性交后疼痛、低位腰痛等症候群，是输卵管结扎术后较常见的并发症之一，其发病率约占 29.7%。

近几年来，张氏[5]等人用膈下逐瘀汤治疗盆腔静脉瘀血症 227 例，取得了满意的效果，在张氏所选 227 例患者中年龄在，25～30 岁 54 例，31～35 岁 139 例，36～41 岁 34 例。发病病程：最长 5 年，最短 2 个月，术后 2 个月～1 年发病者 73 例，2～3 年 84 例，4～5 年 70 例。患者施术时间：剖宫产同时结扎 100 例，产后 3 个月～1 年结扎者 127 例。临床表现：227 例病人均有慢性下腹痛、低位腰痛、乏力、不思饮食；84 例伴有性交痛、肛门坠痛；68 例伴有白带过多、月经周期及经量改变；50 例伴排便不畅及泌尿道症状（尿频、尿痛），部分患者尚有情绪低落、心情抑郁、多梦等植物神经功能紊乱症状。临床体征：227 例均有耻骨联合上或一侧下腹部压痛，外阴及阴道壁松弛并充血，宫颈肥大、着色，子宫后位、增大，宫体压痛或宫旁组织增厚。其次对于患者的疾病诊断，有 34 例是在外院行盆腔静脉造影术得到证实，其余所有病例均行 B 超检查得到确诊。

临证治疗以膈下逐瘀汤为基本方：当归、枳壳、延胡索、丹皮、香附各 20g，川芎、赤芍、五灵脂各 15g，桃仁、红花各 12g，乌药、甘草各 10g。若疲劳纳差、乏力，加神曲、升麻各 15g，黄芪 30g；白带过多加茯苓 20g，苡仁、苍术各 15g；阴道灼痛加生地 20g、黄连 10g；月经过多加牛膝 15g、黑荆芥 30g；伴乳房胀痛者加郁金 20g、槟榔 15g，重用枳壳、香附；排便不畅及泌尿道症状（尿道、尿急）者加木通 6g，竹叶 15g，滑石 12g，石韦 9g；精神症状轻者主要心理精神疗法加疏导，重者加香橼 6g，佛手 9g，酸枣仁、合欢皮各 15g，珍珠母 30g（先煎），配合心理精神治疗。每日 1 剂，早晚各 1 次，经前 1 周服用，7 天为 1 疗程。

根据治疗结果，统计显示：227 例患者服用 2 个疗程，显效（疼痛减轻或消失，白带减少，月经周期及经量正常，泌尿系症状减轻，失眠、乏力消失或好转，妇检体征减轻或消失）151 例；服用 4 个疗程后，显效 50 例；服用 6 个疗程后，显效 22 例。并规定治疗 6 个疗程为一治疗周期，治疗显效率达 98%，且所有显效病例随访 1 年均无复发。

【病案举例】

李某[5]，结扎术后 18 个月，慢性下腹痛，肛门坠胀，低位腰痛，阴道灼痛，体检见耻骨联合上下腹部压痛，外阴及阴道壁松弛并充血，宫颈肥大、着色，子宫后位、常大，宫体压痛。诊断为输卵管结扎术后盆腔静脉瘀血症，并通过在外院行盆腔静脉造影术得到证实。治疗以活血祛瘀，行气止痛为大法，处方以膈下逐瘀汤加减为方：当归、枳壳、延胡索、丹皮、香附、生地各 20g，川芎、五灵脂、赤芍各 15g，桃仁、红花各 12g，乌药、甘草、黄连各 10g。水煎服，日 1 剂。连服 7 剂后，患者症状及体征明显好转乃至消失。巩固 7 剂后，患者症状几乎全无，经随访 1 年并无复发。

按：盆腔静脉瘀血症，是输卵管结扎术后常见并发症之一，西医学认为是手术损伤了输卵管系膜血管，阻断了子宫、卵巢静脉系统的连续性，损伤局部神经末梢，影响输卵管的正常蠕动和伸展复位能力，加上医者技术水平各有差异、手术操作粗糙、反复钩取输卵管等各式各样的原因，使得输卵管及其系膜内血管扭曲，血运受阻，静脉系统瘀血、曲张。中医学认为："通则不痛，痛则不通"，本病多为气血受阻，血行不畅所致。若血气充足，气顺血和，则自无疼痛之患。膈下逐瘀汤是《医林改错》中的组方，其主要功效是行气活血、逐瘀止痛。方中当归、川芎、赤芍活血行血，桃仁、红花、延胡索、五灵脂逐瘀止痛，乌药、香附共用以助行气之功，全方共奏畅通气血，逐瘀止痛之功。此外对于存在精神疾患的患者，针对病因，以心理疏导结合药物治疗为主；对于精神紧张的患者，也可给予放松训练、催眠和心理等多种治疗，以期达到减少复发，彻底痊愈的目的。

第五节　胆囊切除术后综合征

胆囊切除术后综合征也称胆囊摘除后遗症、再发性胆道综合征，系由于胆囊切除术后所出现的与胆系病变有关的临床症候群。一般认为胆囊切除后约有 25% ~ 30% 可出现一过性症状，可很快消失，约有 2% ~ 8% 可因症状持续，而需要积极治疗。

胆囊切除术后综合征的诊断多根据病史（胆囊、胆管或胃、十二指肠手术史）、术后发生的发热、腹痛和黄疸等，即应考虑到术后发生胆管结石、胆管狭窄可能。B 型超声、CT、内镜、胆道造影对本病诊断可提供有效的帮助；对疑有 Oddi 括约肌狭窄或功能紊乱者可做吗啡 - 新斯的明激发试验。

胆囊切除术后出现本病可能与以下因素有关。

（1）术中对胆管的损伤，由于胆囊和肝外胆管存有较大的解剖学变异，或术者经验不足，可能在术中损伤肝外胆管，引起术后的胆管狭窄，少数继发于术后的胆管周围感染而造成胆管的损害或闭塞性胆管炎。

（2）Oddi 括约肌狭窄和缩窄性 Vater 乳头炎，术后造成这些病理变化的原因不清，可能与合并胆总管结石尤其泥沙样胆红素结石或局部的慢性炎症水肿有关。

（3）术后胆盐代谢异常和植物神经功能紊乱，可影响胆汁的排泄，Oddi 括约肌紧张度和胆总管的压力，对本病的发生可能起一定作用。

胆囊切除术后，多于数周或数月后出现临床症状，主要表现有上腹部或右季肋部疼痛不适，常呈隐痛或纯痛，压迫感，其性质不同于术前的胆绞痛，可伴有食欲不振，恶心、腹胀等，偶有胆管痉挛而呈绞痛发作。症状与进食尤其进油脂食物有一定关系。重者可由胆道感染向上扩散，而出现寒战高热，黄疸。胆囊切除术的症状表现多以胆系疾病所引起，如肝外或肝内胆管结石，Oddi 括约肌狭窄症等。也可为胆囊切除术本身所造成，如胆囊管遗留过长，外伤性胆管狭窄等，另外胆外疾病也可引起胆囊切除术后综合征，患者的一些症状在胆囊切除术前业已存在，胆囊病变掩盖了这些症状，胆囊切除术时忽视了伴随疾病如食管裂孔疝、溃疡病、慢性胰腺炎、慢性肝炎等，胆囊切除术后，胆囊疾病症状消失，胆系外疾病症状表现出来。

【临床应用】

胆囊切除术后综合征，是指胆囊切除术后由于肝外胆管解剖与生理方面的紊乱而引起的右上腹部疼痛、饱胀不适、恶心呕吐等临床症候群。本病发病率较高，但目前临床治疗效果普遍欠佳。余氏[6]于 2000 年 1 月～2005 年 12 月，用膈下逐瘀汤治疗胆囊切除术后综合征 30 例，取得满意的疗效，值得我们进一步深入探索研究。

余氏[6]在 2000 年 1 月～2005 年 12 月 6 年间，共收集 58 例，均为门诊及住院患者。58 例患者随机分为治疗组 30 例，男 11 例，女 19 例，年龄 31～72 岁，平均 46.5 岁，病程 3～36 个月，平均 12 个月。其中开腹切除胆囊 13 例，腹腔镜切除胆囊 17 例；对照组 28 例，男 10 例，女 18 例，年龄 32～71 岁，平均 46 岁，病程 3～38 个月，平均 12.5 个月。其中开腹切除胆囊 11 例，腹腔镜切除胆囊 17 例。两组在性别、年龄、病情、病程、手术方法等方面均具有可比性。58 例患者临床症见：

①胆囊切除术后 3 个月以上，术后反复出现右上腹部，或右胁疼痛或胀闷不适感；②部分患者或见术后反复出现厌食、厌油腻、腹胀、肠鸣、腹泻、便秘等消化道症状；③所有患者均排除溃疡病、胃肠炎、肝炎、胰腺炎等胆外疾病，并在术后行 B 超、CT 检查未发现胆总管结石、胆管狭窄及胆道肿瘤。

治疗方法采用：治疗组服用膈下逐瘀汤治疗。组方：当归、赤芍、川芎、桃仁、丹皮、五灵脂各 10g，红花 6g，香附、乌药、延胡索、枳壳各 10g，甘草 6g。肠鸣腹泻加白术、茯苓各 15g，米仁 30g；便秘加制大黄 25g，青皮 10g，莱菔子 20g；厌食、厌油腻加炒山楂、炒二芽各 30g；恶心呕吐加半夏、竹茹各 10g，陈皮 6g；心烦口苦加黄连 6g，黄芩 15g，焦山栀 10g；不寐多梦加酸枣仁 20g，夜交藤、龙骨各 30g；心神不宁加炙甘草 10g，淮小麦 30g，大枣 10 枚。1 天 1 剂，水煎，分 2 次温服。对照组用胆维他片，1 次 25mg，1 天 3 次。两组均 4 周为 1 个疗程。

治疗结果示两组临床疗效：治疗组 30 例，显效（胁痛、腹痛及其他不适症状消失，未发现明显阳性体征，理化检查正常）14 例，有效（胁痛腹痛及其他不适症状减轻，阳性体征及理化检查改善）13 例，无效（各症状体征均无变化）3 例，总有效率 90.00%。对照组 28 例，显效 3 例，有效 12 例，无效 13 例，总有效率 53.57%。

【病案举例】

陈某[6]，男，47 岁，门诊患者。患者行腹腔镜切除胆囊术后 3 个月，术后出现右上腹及胁肋部疼痛、胀闷不适，时有厌食感，恶食油腻，食后腹胀、肠鸣，伴见腹泻、便秘等交替发作，舌淡紫苔薄白，脉弦细涩，患者行 B 超、CT 等检查并未发现胆总管结石、胆管狭窄及胆道肿瘤等肝胆部异常。据上辨证属胆腑血瘀，肝胃不和，治以活血化瘀，行气止痛，疏肝和胃为法，处方为膈下逐瘀汤加减，当归、赤芍、川芎、桃仁、丹皮、五灵脂各 10g，红花 6g，香附、乌药、延胡索、枳壳各 10g，甘草 6g，白术、茯苓各 15g，米仁 30g，青皮 10g，莱菔子 20g。7 剂，水煎服，日 1 剂，早晚分服。7 剂后患者胁痛，右上腹部疼痛好转，纳食可，食后稍有腹胀肠鸣，但较前减轻，大便由稀转稠，舌淡紫苔薄白，脉弦细。上方去青皮、米仁，继服 7 剂后，患者胁肋，右上腹部基本不疼，食后肠鸣已无，腹胀仍有，大便正常色黄质略稠，但次数仍较常人多，舌淡紫苔薄白，脉弦细。取上药续服 2 周，巩固疗效，并嘱患者节制饮食，忌食生冷油腻，保持心情舒畅，避免情绪激动及忧郁恼怒。

按：正常情况下胆道平滑肌受神经和体液调节。进食后，胆囊平滑肌收缩，Oddi 括约肌舒张，从而促使胆汁进入十二指肠，参与消化作用。胆囊切除后，这种平衡受到破坏。多数患者能够通过神经体液机制适应和代偿恢复平衡；少数患者难以适应，约 25% ~ 30% 的患者可发生胆囊切除术后综合征，检查发现 Oddi 括约肌压力升高，且收缩的频率加快，进食后胃肠道激素分泌得不到反馈性抑制而增加，使胆道平滑肌异常收缩或痉挛，而导致腹痛。胆维他片是肝细胞赋活真性利胆剂[7]，适用于胆囊炎、胆结石、胆道功能障碍，能促进胃肠道蠕动和肠管内气体排出，消除腹胀、便秘、闷痛、恶心等消化道症状而可用于胆囊切除术后综合征。

中医学虽无"胆囊切除术后综合征"的病名，但根据其症状可归属"胁痛"、"胆胀"等范畴。中医认为，胆附于肝，与肝相表里，经脉互为络属。故胆囊切除术后综合征病位在肝及胆道。其病机为金刃损伤血脉而致局部动气伤血。手术创伤损伤肝脉胆络，留淤于胆腑，使胆气不利，气滞血瘀，通降失和。气滞、血瘀互为因果，胆郁影响肝之疏泄，脉络痹阻不通，胆汁分泌排泄受阻，则加重局部瘀血的消散、吸收；而胸胁、上腹为肝经循行之处，血瘀气滞，肝郁不疏，发为胁痛胆胀；胆囊切除后，胆胃失和，胃气不降，则腹胀、嗳气、肠鸣、腹泻。故治疗以活血化瘀、疏肝理气为主。膈下逐瘀汤出自清代名医王清任之《医林改错》，"无论积聚成块，在左肋、右肋、脐左、脐右、脐上、脐下，或按之跳动，皆以此方治之"，是活血化瘀、理气和络、行气止痛、疏解肝郁的良方。方中当归、赤芍、川芎养血行血为君；桃仁、红花、五灵脂祛瘀通络，五灵脂并可祛瘀滞而止疼痛，共为臣药；佐以香附、乌药、延胡索、枳壳行气止痛，疏肝解郁，气行则血行，可助祛瘀之力；甘草调和诸药而为使。诸药合用，行气活血祛瘀而不伤血、耗血，气血同调，共奏活血化瘀、通络止痛之功。使瘀散血活气行，肝气疏通条达，气机升降出入正常，脾胃运化功能强健，可谓药证相合，有利于胆囊切除术后综合征患者的临床恢复。

参考文献

[1] 冯程，庞兆荣，张圣东. 中西医结合治疗肝破裂缝合术后肝内积液 25 例. 吉林中医药, 2003, 23 (9)：39.

[2] 吴孟超，仲剑平等. 外科学新理论与技术. 上海：上海科技教育出版社, 1996. 343.

[3] 陈美蓉. 加减膈下逐瘀汤治疗子宫术后痛经86例. 安徽中医学院学报，1995，14（2）：24.

[4] 张春花，刘文亮，刘汉明. 膈下逐瘀汤治疗女扎后腹痛36例. 河南中医，2003，23（3）：55-56.

[5] 张华，沈丽芳，李淑华等. 输卵管结扎术后盆腔静脉瘀血症的中药治疗. 四川中医，2003，21（12）：51.

[6] 余胜利. 膈下逐瘀汤治疗胆囊切除术后综合征30例. 浙江中西医结合杂志，2007，17（6）：351.

[7] 忻详法. 胆维他临床研究新进展. 上海医药，2002，23（8）：354-355.

第三章

妇科疾病

第一节 月经病

一、月经过少

月经过少是指月经周期正常，而月经量明显减少，或行经时间不足2天，甚或点滴即净者，古籍也有称"经量过少"、"经水涩少"等。一般认为月经量少于20ml即可认为月经过少，本病一般月经周期正常，但有时也可与周期异常并见，如先期伴量少，后期伴量少，其最终后果是导致闭经。

早在晋代王叔和《脉经·平妊娠胎动血分水分吐下腹痛证》中有"经水少"的记载，认为其病机为"亡其津液"。金代《素问病机气宜保命集·妇人胎产论》以"四物四两加熟地黄、当归各一两"，治疗"妇人经水少血色和者"。明代万全《万氏妇人科·调经章》结合体质虚实，提出"瘦人经水来少者，责其血虚少也，四物人参汤主之"，"肥人经水来少者，责其痰碍经隧也，用二陈加芎归汤主之。"王肯堂《证治准绳·女科·调经门》指出："经水涩少，为虚为涩，虚则补之，涩则濡之。"通过以上历代诸家所论，可知月经过少总不过血虚、血瘀、痰阻三者，血虚则冲任血海不充，无血可下，血瘀则冲任受阻，胞宫瘀滞，血道不通而不得下，痰阻者其人素体肥胖，痰湿阻塞胞宫，经脉不畅，血亦不下。现代研究表明，月经过少的发病原因主要有子宫发育不良、子宫内膜结核、子宫内膜炎等子宫因素；卵巢功能早衰或单纯性性腺发育不全等卵巢因素；下丘脑促性腺释放激素或垂体促性腺激素分泌下降或失调；人工流产术刮宫过深或宫腔电灼术等，损伤了子宫内膜的基底层或导致宫腔粘连等；长期服用某些药物，如口服避孕药可引起月经过少，甚则闭经。总之，西医学中的子宫发育不良、性腺功能低下等疾病以及计划生育手术后导致的月经过少等与上所述相似者，可根据以上治则治疗。

【临床应用】

雷氏[1]运用膈下逐瘀汤治疗月经过少血瘀证型，取得良好效果。临床证见：经行涩少，色紫暗，有血块，或小腹胀痛，血块排出后胀痛减轻，舌紫暗，或有瘀斑、瘀点，脉沉弦或沉涩者，等瘀血征象者，即可用膈下逐瘀汤活血逐瘀痛经，但见一证便是，不必悉具。

【病案举例】

患者[1]，女，29岁，2006年3月6日初诊，产后3年，月经量少3个月，色紫暗有块，瘀块排出后，腹痛减轻，舌质紫暗或有瘀点、瘀斑，舌苔薄，脉沉弦，B超检查显示子宫附件未见明显异常，中医辨证为：瘀血内停，冲任阻滞，治宜活血祛瘀调经，方用膈下逐瘀汤加减：当归10g，川芎10g，赤芍15g，桃仁10g，红花6g，枳壳10g，延胡索15g，五灵脂10g，台乌10g，香附10g，牛膝10g，甘草5g。水煎服，1剂/天，每次月经前1周开始服上药7剂，连服3个月后，月经恢复正常。

按：膈下逐瘀汤由炒五灵脂、当归、川芎、桃仁泥、丹皮、赤芍、乌药、延胡索、甘草、香附、红花、枳壳组成。《医林改错》云：此方治腹部积块疼痛或不痛，小儿痞块，痛不移处，卧则腹坠等。辨证要点：①所见经血其色或黑或紫，其质有块；②腹痛，少腹尤甚，多见绞痛、冷痛、胀痛或刺痛，痛处不移，且疼痛拒按；③瘀结不散，瘀久成块，故腹腔可触到积块；④舌尖、边或体有瘀点或瘀斑，或舌质紫暗，脉沉弦或沉涩。临证加减：胸胁、乳房胀痛者，去桃仁、红花、丹皮，加郁金、川楝子等疏肝理气之品；少腹胀甚或冷痛，去川芎、桃仁、红花、丹皮，加小茴、胡芦巴等理气开郁止痛；腰酸膝软乏力，去川芎、桃仁、红花、丹皮，加川断、寄生、杜仲、巴戟之类，以调补肝肾；积聚或少腹胀满后痛，按之有块者，可酌加三棱、莪术等行气活血、开郁散结之品，并可适当选用昆布、海藻、穿山甲、鳖甲等活血软坚消积之药；若见崩漏量多，色黑有块，或淋漓不畅，腹痛甚者，可加用川三七，以化瘀止血定痛；兼气虚者，可重加黄芪、党参、仙鹤草等，益气化瘀止血。

二、痛经

痛经是指妇女正值经期或经行前后出现周期性小腹疼痛或痛引腰骶，甚至剧痛至晕厥者，古有称"经行腹痛"。痛经一证首见《金匮要略·妇人杂病脉证并治》："带下，经水不利，少腹满痛，经一月再见。"隋代太医巢元方《诸病源候论》首立"月水来腹痛候"，并认为"妇人月水来腹痛者，由劳伤血气，以致体虚，受风冷之气客于胞络，损伤冲任之脉。"为研究痛经的病因病机奠立了理论基础。明代《景岳全书·妇人规》所云："经行腹痛，证有虚实。实者或因寒滞，或因血滞，或因气滞，或因热滞；虚者有因血虚，有因气虚。然实痛者多痛于未行之前，经痛而痛自减；虚痛者多痛于既行之后，血去而痛未止，或血去而痛益甚。大都可按可揉者为虚，拒按拒揉者为实。"清·《傅青主女科》又进一步补充了寒湿、肾虚为患的病因病机，如其言："寒湿乃邪气也，妇人有冲任之脉居于下焦……经水由二经而外出，而寒湿满二经而内乱，两相争而作疼痛"，"妇人有少腹疼于行经之后者，人以为气血之虚也，谁知是肾气之涸乎"。《医宗金鉴·妇科心法要诀》："经后腹痛当归建，经前胀痛气为殃，加味乌药汤乌缩，延草木香香附榔。血凝碍气疼过胀，本事琥珀散最良，棱莪丹桂延乌药，寄奴当归芍地黄。"提出了当归建中汤、加味乌药汤、琥珀散等方剂用于治疗痛经。

　　西医妇产科则将痛经划分为原发性痛经和继发性痛经。原发性痛经又称功能性痛经，是指生殖器官无器质性病变者。由于盆腔器质性疾病如子宫内膜异位症、子宫腺肌病、盆腔炎或宫颈狭窄等所引起的属继发性痛经。原发性痛经以青少年女性多见，继发性痛经则常见于育龄期妇女。

【临床应用】

　　匡氏[2]采用膈下逐瘀汤加减治疗原发性痛经患者96例，取得良好的疗效。匡氏[2]自1999年采集其科门诊病人96例，其中年龄最大者40岁，最小者15岁；已婚者30例，未婚者66例；病程最长者6年，最短3个月；经前痛者30例，经前至经期9例，经期痛者40例，经后痛者15例，经前至经后2例，经期至经后1例。治疗方法以膈下逐瘀汤加减治疗为基本方组成：当归、赤芍、川芎、桃仁、枳壳、延胡索、乌药、香附、五灵脂、甘草、丹皮各10g，红花6g；兼寒凝者加干姜6g、肉桂10g、小茴香10g；兼血热者加山栀10g、黄芩10g；兼气血虚者加党参10g、黄芪10g。服药方法是：每次经前3~5天开始服用，至经净痛止。3个月经周期为1疗程。结果显示：96例患者中，治愈60例，好转28例，无效8例，总有效率为91.7%。

　　膜样痛经是原发性痛经的一种，具体是指行经时，经血中带有大片的子宫内膜。许氏[3]采用膈下逐瘀汤加味治疗膜样痛经60例，总有效率达93.33%。许氏[3]将2002~2004年其院门诊诊断为膜样痛经的未婚未育患者，平均年龄21岁（12~30岁），痛经年限2~16年，无其他合并症，且有随访条件者116例，随机分为两组。治疗组60例，对照组56例，两组患者在痛经的症状、程度上基本一致，经统计学处理无显著差异（$P > 0.05$）。两组的治疗方法分别是：治疗组60例，服用膈下逐瘀汤加味：当归、川芎、桃仁、枳壳、延胡索、乌药、炒五灵脂、甘草、丹皮、红花、淫羊藿、仙茅、杜仲各 10g，香附、赤芍、白芍各 15g，于月经来潮前 3 天始服，共服 6 剂，每日 1 剂，连续治疗观察 3 个月经周期；对照组 56 例服用消炎痛 25mg，每日 3 次，于月经来潮前 3 天始服，共服 6 日，连续治疗观察 3 个月经周期。治疗结果为：治疗组 60 例，治愈 38 例，好转 18 例，未愈 4 例，总有效率 93.33%；对照组 56 例，治愈 20 例，好转 4 例，未愈 32 例，总有效率 42.85%。经统计学处理，两组有显著性差异（$P < 0.05$）。由上两则可见，用膈下逐瘀汤治疗原发性痛经具有良好的疗效，但要注意随证加减，临床确属气滞血瘀型，方可应用。

【病案举例】

1. 齐某[4]，26 岁，已婚，1999 年 5 月 27 日初诊。痛经 5 年余，末次月经 4 月 26 日，患者月经不调，临经小腹胀痛，经期剧痛拒按，腰臀部酸胀痛，经血色紫有血块，每次经前胸胁、乳房胀痛、脉弦，舌质暗，苔薄白。脉症合参，诊为痛经，证属气滞血瘀型。治以理气止痛，活血化瘀之法。方拟膈下逐瘀汤加减：当归 15g，赤芍 12g，川芎 9g，桃仁 10g，红花 6g，五灵脂 12g，延胡索 12g，丹皮 10g，香附 15g，乌药 10g，枳壳 10g，柴胡 6g，甘草 6g。水煎服，每日 1 剂。6 月 25 日复诊：经水将临，小腹胀痛较前锐减，乳房胁胀痛亦轻。效不更方，前方继服。7 月 16 日三诊：患者月经周期未到，自觉腰酸，白带多，治疗拟前方去柴胡，加茯苓 15g、山药 15g、川断 12g，健脾利湿，补肾止带之味治疗。该患者先后治疗 4 个疗程（每个月经周期为 1 个疗程），月事已调，痛经消失，经色如常。1999 年 12 月 6 日因月经未行就诊，化验尿妊娠试验阳性。

按：原发性痛经发生的机制大致是：气血凝滞，壅塞胞宫，排泄不畅，蓄血成瘀，从而导致"不通则痛"。而情志不遂，寒客胞宫，冲任虚寒是发病的主要病机。西医学认为：子宫肌缺血是痛经机制的重要学说之一。由于体内生殖系统内分泌代谢紊乱后，导致经期子宫内膜破碎脱落时，释放出大量的前列腺素 PGF2α（可超过正常人的 3～4 倍量）作用于子宫肌，使其产生不规则的收缩，从而导致子宫肌的血液量下降、减少而出现缺血缺氧，进一步诱发了前列腺素、组织胺、5-羟色胺、缓激肽等致痛物质的释放，使疼痛进一步加重；而子宫肌强烈收缩，甚至出现痉挛，又加重了子宫肌的缺血缺氧，互为因果，形成了恶性循环。

现代药理研究报告：活血化瘀具有消除平滑肌痉挛，改善微循环，抗炎镇痛以及调节内分泌等功能。故选用膈下逐瘀汤行气活血、逐瘀止痛。方中当归、川芎、赤芍、蒲黄、五灵脂、桃仁、红花等药，通过活血化瘀，一则以解除平滑肌痉挛，使子宫肌松弛，扩张毛细血管，改善微血管内红细胞电泳及流速和流态，增强纤溶活性，抑制血小板凝集，减轻外周血管阻力，使外周血管扩张，增加血流量，改善微循环，纠正子宫肌的缺血缺氧、阻断或颉颃组织胺等致痛物质的释放，从而使疼痛减轻或消失；二则以调节体内失衡的内分泌系统，使其逐渐趋向平衡，疾病向愈。

2. 李某[5]，女，26岁，已婚，1993年5月16日初诊。15岁月经初潮，痛经8年余，西医妇科诊为膜样痛经。月经每愆期而至，乳房胀痛，经前及经期小腹胀痛难忍，经量先少后多，色紫黯，夹有粉红色大片肉样物，经期延长至10余日，婚后年余未孕（男女双方检查均未发现明显异常），叠进中西药物罔效，遂来我院。刻诊：月经愆后半月未潮，小腹胀痛拒按3日，面色苍白，大汗淋漓，泛恶欲吐，乳房作胀，舌质紫暗，脉象弦细。检查尿妊娠试验阴性。脉证相参，责之肝郁气滞，气血瘀阻，不通则痛。法当理气活血，化瘀止痛。遂投：膈下逐瘀汤加减治疗，当归12g，川芎6g，赤芍10g，延胡索10g，五灵脂9g，川牛膝12g，丹皮6g，制香附12g，桃仁泥9g，红花9g，制没药9g，枳壳10g，巴戟天10g，吴茱萸6g，桂枝9g，生姜3片。每日1剂，水煎服。

5月19日二诊：连服2剂，经通，量少，色黯，腹痛稍减。续服1剂，经量稍增。又服2剂，经量大增，暗紫血块及大片粉红色内膜组织夹杂而下。然小腹犹痛，瘀尚未尽，原意进退：当归10g，川芎6g，白芍10g，延胡索10g，失笑散10g（包煎），制没药6g，三七参末6g（分2次冲服），煅花蕊石12g（先煎），党参15g，甘草10g。每日1剂，水煎服。

5月23日三诊：2剂后又下内膜，经量已减，腹痛渐轻，然体倦形衰，夜不成寐，纳谷不馨，心悸，苔薄，脉细。予：太子参15g，黄芪15g，当归9g，白芍12g，白术10g，陈皮6g，酸枣仁12g，茯神12g，炙甘草10g，木香6g，乌贼骨15g，茜草炭12g，制远志6g。

5月27日四诊：3剂后，经血止，余症平，惟小腹绵绵隐痛，腰膝酸楚。再投：太子参15g，黄芪15g，当归9g，白芍12g，熟地12g，山萸肉12g，山药12g，菟丝子12g，甘草6g。每日1剂，水煎服。服药3剂，诸症悉除。后继仿此法，嘱经前1周服汤剂，并加用外治法。经后连续10日交替服用四制香附丸（《女科万金方》）及失笑散以缓图。如此调理 4 个疗程后，月经周期正常，膜样块物减少，腹痛亦减轻。又巩固调治 2 个疗程，邪去经调，次年生子。后随访年余未再复发。

按：膜样痛经病属中医痛经范畴，其病机系气滞血瘀尤以血瘀为著，恶血积久，阻滞胞中，凝结成块，"不通则痛"。西医学认为[4]，该病是因子宫内膜大片脱落，经血排出不畅，子宫收缩增强或痉挛性收缩所致。《妇科秘方》十四症云："此症经来不止，兼如牛膜片色样，昏倒在地，乃气结成也。"吴谦在《妇科心法要诀》中说："经前痛为气血凝滞，若气滞血者，则多胀满；因血滞气者，则多疼痛。"主要见症为经前或经期小腹痛胀、拒按、且呈进行性加剧，经量较多，色紫黯，夹有成片粉红色肉样物，块物排出后腹痛减轻等。临症时，通过妇科及 B 超等有关检查确诊后，治以活血调气，化瘀止痛。方取膈下逐瘀汤化裁。本病虽以血瘀为主，但亦应加入理气药。同时，在经前期、经期及经后期应适当加用巴戟天、淫羊藿、菟丝子等补肾壮阳药，因该病往往合并不孕症，旨在振奋阳气，以利血行，提高受孕率。另外，行经时经量往往由少增多，有时经量特多，故应配伍三七参、煅花蕊石之辈，意在化中有止，止中寓化，防其留瘀之弊。而当血海空虚、胞脉失养以致小腹绵绵作痛时，又当益气养血、调补肝肾以善后，方能气血充，腹痛止。切忌专事化瘀理气，犯虚虚之戒。

三、闭经

闭经是指女子年逾 16 周岁，月经尚未来潮，或月经周期已建立后又中断 6 个月以上者，而前者称原发性闭经，后者称继发性闭经。对于青春期前、妊娠期、哺乳期、绝经前后的月经停闭不行，或月经初潮后 1 年内月经不行，又无其他不适者，不作闭经论。以及对于先天性生殖器官缺如，或后天器质性损伤而无月经者，此非药物所能奏效，不属闭经讨论范畴。闭经首见于《内经》，称"女子不月"，《素问·评热病论》谓"月事不来"等，历代医著对闭经的论述颇多，《素问·阴阳别论》中言"二阳之病发心脾，有不得隐曲，女子不月"指出闭经与心脾二脏的密切关系，这也是对闭经病因病机的最早认识。此外，《金匮要略·妇人杂病脉证并治》认为，气血虚弱、寒冷积结、肝郁气滞等是闭经的重要因素，这为后世医家阐发闭经的因机证治提供了理论依据。巢元方《诸病源候论·月水不通候》："肠中鸣，则月事不来，病本于胃。所以然者，风冷干于胃气，胃气虚，不能分别水谷，使津液不生，血气不成故也。"进一步提出了劳损、风冷等邪气损伤胃气，以致胃气不足，冲任血海不充，而导致闭经。清·陈佳园等人编纂的《妇科秘书八种·妇科秘书》曰："经闭不行三候，一则脾胃有损伤，食少血亏非血停，急宜补脾养血，血充气足经自行。一则忧怒损肝经，肝火郁闭经始停，开郁二陈汤急用，四制女圣丸亦灵。一则体肥痰滞壅，故令经血不能通，加减导痰汤作主，多服方知药有功。未嫁愆期经忽闭，急宜婚嫁自然通。"以上这些理论发展和完善了闭经的病因病机。尤其值得一提的是《傅青主女科》提出"经本于肾"、"经水出诸肾"的观点，为从肾治疗虚证闭经提供了依据。西医学所论闭经概念与上相同。

【临床应用】

雷氏[1]根据王清任《医林改错·气血合脉说》中所言，"治病之要诀，在明白气血，无论外感内伤，要知初病伤人何物，不能伤脏腑，不能伤筋骨，不能伤皮肉，所伤者无非气血。"即气血辨证理论，应用膈下逐瘀汤治疗闭经，以及其他妇科病症疗效显著。临床证见，月经停闭不行，胸胁、乳房胀痛，精神抑郁，少腹胀痛拒按，烦躁易怒，舌紫暗，有瘀点，脉沉弦或涩等，采用膈下逐瘀汤加减治疗，效如桴鼓。

【病案举例】

1. 患者[1]，女，32岁，2007年4月12日初诊。患者于4个月前，行人工流产后月经数月不行，伴精神抑郁，烦躁易怒，胸胁胀满，少腹胀痛拒按，舌质暗红边有瘀点，舌苔薄白，脉沉弦。中医辨证为气滞血瘀，不通则痛，治宜理气活血祛瘀调经，方用膈下逐瘀汤加减：当归10g，川芎10g，赤芍15g，桃仁10g，红花6g，枳壳10g，延胡索15g，五灵脂10g，台乌10g，三棱15g，香附10g，牛膝10g，益母草15g，泽兰10g，鸡血藤15g，甘草5g。水煎服，1剂/天。连服2个月后，腹痛渐减轻，月经来潮并恢复正常。

按：闭经属妇科疾病中治疗难度较大之疾，而且闭经病因复杂，其治疗效果又与病因有关，故治疗前须首先明确闭经的原因，用以提高疗效。对闭经辨证应以全身症状为依据，结合病史及舌脉，分清虚实。一般而论，年逾16岁尚未行经，或月经初潮偏迟，虽已行经而月经逐渐稀发，经量少，色淡质薄，渐至停经；身体发育欠佳，尤其是第二性征发育不良，或体质纤弱，久病大病后，有失血史、手术史及伴腰酸腿软、头昏眼花、面色萎黄、五心烦热或畏寒肢冷，舌淡脉弱者，多属虚证；若平素月经尚正常而骤然月经停闭，伴情志不舒，或经期冒雨涉水，过食生冷之品，或形体肥胖，胸胁胀痛，满闷，脉弦有力者，多属实证。临床辨证中，要分清虚实，切不可不分虚实概以活血理气通之。如遇虚实夹杂者，当补中有通，攻中有养，补偏救弊，方能灵活贯通，而不至祸不旋踵。

2. 郭某[6]，女，24岁，农民。月经4个月未来，带下黄色，精神抑郁，长吁短叹，面色青暗，胸胁胀满，急躁易怒，下腹部胀痛，拒按，食少便溏，舌边紫暗、有瘀点，脉沉涩。服膈下逐瘀汤：当归10g，川芎10g，赤芍10g，桃仁10g，红花8g，，枳壳10g，延胡索10g，五灵脂10g，丹皮8g，乌药10g，香附10g，甘草3g。3剂后，腹痛大减。6剂后见经水，色紫黑、有块，少腹还有隐痛，继服4剂，经净停药。又嘱其20天后续服4剂，经水如期来潮，色常无块，腰腹未痛，自云病愈。

按：《万氏女科》云："忧愁思虑，恼怒怨恨，气郁血滞而经不行。"由此可见情志因素对妇女月经的影响。女子以血为本，以血为用以作经、孕、产、乳。气为血之帅，血为气之母，故血病及气，气病又可及血。而七情内伤的病机关键是气机逆乱。故七情内伤对妇女的影响最大。七情中尤以怒、思、恐为害最甚。怒，抑郁忿怒，使气郁气逆，可致闭经、月经后期、痛经、不孕、癥瘕；思，忧思不解，每使气结，发为闭经、月经不调、痛经；恐，惊恐伤肾，每使气下，可致月经过多、闭经、崩漏、胎动不安、不孕等疾患。可以说女子七情内伤的另一个特点，反映在女性一生各个不同的生理阶段中，因青春期、月经期、妊娠期、产褥期、围绝经期以及老年期等特殊内环境的差异，妇女在各种病因作用下更易发生情志异常，如经行情志异常、脏躁、产后抑郁等。

第二节 妇科杂病

一、子宫肌瘤

子宫肌瘤属于中医学癥瘕的范畴。癥瘕是指妇人下腹结块，伴有或胀、或痛、或满、或异常出血者。至于癥瘕的发生，则主要是由于女子机体正气不足，风寒湿热之邪内侵，或七情、房室、饮食内伤，以致脏腑功能失调，气机受阻，瘀血、痰饮、湿浊等有形之邪相互搏结不散，停聚小腹，日月以积，逐渐生成。概癥瘕之所成非一日之功，而病程日久，正气渐弱，加之气、血、痰、湿等各种邪气兼夹为害，故其治诚难矣。癥瘕病名见于《神农本草经》，《金匮要略·疟病》篇亦有涉及。在《诸病源候论》中较全面地阐述了癥瘕的病因病机及临床证候特点，病因多责于脏腑虚弱，气候变化，寒温不调，饮食生冷不洁，并依据病因、病形分别命名为七癥八瘕。《医学入门·妇人门》曰："善治癥瘕者，调其气而破其血，消其食而豁其痰，衰其大半而止，不可猛攻峻施，以伤元气，宁扶脾胃正气，待其自化。"《景岳全书·妇人规》：瘀血留滞作癥，惟妇人有之，其证则或由经期，或由产后，凡内伤生冷，或外受风寒，或恚怒伤肝，气逆而血留，或忧思伤脾，气虚而血滞，或积劳积弱，气弱而不行，总由血动之时，余血未净，而一有所逆，则留滞日积，而渐以成癥矣。"总之，历代医家或论其成因，或论其治法，或言其预后，各呈一词，极大地丰富了癥瘕的治疗内容。

西医学对于子宫肌瘤最好的办法就是手术治疗，但其有严格的适用范围，而中医不同，根据辨证论治，不论是对于早期的保守治疗，还是手术后的善后处理，往往能取得良好的疗效，可见其适用范围的广泛性。

【临床应用】

近年来，应用膈下逐瘀汤治疗良性子宫肌瘤，取得了满意的效果，临床证见，下腹部结块，触之有形，按之痛或无痛，小腹胀满，月经先后不定，经血量多有块，经行难净，经色黯；精神抑郁，胸闷不舒，面色晦暗，肌肤甲错；舌质紫暗，或有瘀斑，脉沉弦涩者，即可应用膈下逐瘀汤以行气活血，化瘀消癥。子宫肌瘤在生育期妇女的发病率达到20%以上。因其生长部位、大小不同，临床对月经的影响亦不同，甚至时有无临床症状而未被及时发现者。对于部分子宫肌瘤患者，自发现后，瘤体未再增大，甚至有所缩小，能够平安度过生育期。中药大多采用活血化瘀、理气行滞、软坚散结等方药治疗，据有关文献及报道，均能收到理想的疗效，但这不能作为指导临床应用活血化瘀药的指针，具体还是要以证候为依据，观古今医家验案，以健脾补肾、疏肝解郁、清利湿热、调补冲任、软坚散结等方药治愈的亦复不少，由此可知，临床治疗子宫肌瘤万不可将活血化瘀执为一端，不求变通，应该做到知常达变，既不拘泥，又能临活加以运用。

【病案举例】

子宫肌瘤是女性生殖系统常见的良性肿瘤，30岁以上女性有20%的机率罹患本病。子宫肌瘤可导致月经不调、腹痛、白带增多等疾患，甚至引起大出血、感染、化脓等严重并发症。周氏[7]临床采用膈下逐瘀汤加减治疗子宫肌瘤12例，取得较好疗效，对临床应用活血化瘀药物具有一定的启发性。具体如下，周氏治疗子宫肌瘤患者12例，年龄33～52岁；病程为3个月～12年。全部病例均经临床诊断和超声检查确诊：子宫内1.1cm×1.3cm～3.2cm×3.5cm良性肿瘤。12例患者均伴有月经周期不同程度的不规则缩短或延长、下腹部疼痛、白带增多、尿频、贫血等症状。治疗方法，采用膈下逐瘀汤加减治疗：全当归12g，川芎、赤芍、桃仁、红花、穿山甲（炮）、五灵脂（炒）、延胡索

（制）、香附米（制）、枳实（炒）各10g，威灵仙20g，路路通5只，生甘草6g。1剂/天，水煎，饭前温服。12剂为1疗程。临症加减变化为：如月经周期缩短或延长者，去桃仁，赤芍、红花减为6g，加柴胡6g、白芍15g；如月经淋漓不断者，去桃仁、红花，加三七粉4g（分2次冲服）、仙鹤草20g；如下腹坠痛者，加乳香（制）、没药（制）、川牛膝各10g；如白带增多者，去穿山甲、桃仁、红花，加苍术（制）、黄柏各10g，乌贼骨（漂）20g；如头晕、四肢无力、声低懒言、食少自汗者，去五灵脂、路路通，加生晒参（另煎）10g、黄芪（炙）20g、白术（焦）10g。其中疗效观察分为三个等级，治愈：临床症状消失，内诊及超声检查示肌瘤消失，子宫大小恢复正常；好转：临床症状消失或明显减轻，肌瘤较治疗前明显缩小；无效：临床症状、肌瘤大小较治疗前无明显改善。治疗结果显示，治疗的12例患者中，治愈8例、好转3例、无效1例，总有效率91.5%，共服药1~5个疗程，平均3个疗程。

按： 子宫肌瘤，即子宫平滑肌瘤是由于体内长期大量、持续分泌雌激素，使子宫平滑肌增生而形成的良性肿瘤，好发于30~55岁妇女。西医治疗一般采用手术、激素和放射疗法。中医学认为，本病属"癥积"、"癥聚"范畴。其病机特点是：正气虚弱、气血失调，导致气滞血瘀、痰湿内阻，日久结聚而成病。治应活血化瘀、行气散结。膈下逐瘀汤出于清·王清任《医林改错》，主治肚腹血瘀之证。本方由五灵脂、当归、川芎、桃仁、丹皮、赤芍、乌药、延胡索、甘草、香附、红花、枳壳等组成，重在活血化瘀、行气止痛。采用本方治疗子宫肌瘤患者时，可针对不同的病情灵活加减，加入活血化瘀的穿山甲、条达肝气的路路通，以及大剂量宣壅导滞、逐饮消积的威灵仙可增强活血消癥、行气散结的功效，促进子宫肌瘤的缩小和消失，缩短疗程。本方既可达到治疗目的，又可预防和降低子宫恶性肿瘤的发生。

二、慢性盆腔炎

女性内生殖器官及其周围结缔组织、盆腔腹膜发生的炎症，称为盆腔炎。盆腔炎可分为急性盆腔炎和慢性盆腔炎。慢性盆腔炎常为急性盆腔炎未能彻底治疗，或患者体质虚弱，病程迁延所致；亦可无急性发病史，起病缓慢，病情顽固，反复不愈。盆腔的炎症可局限于一个部位，也可同时累及几个部位，最常见的是输卵管炎及输卵管卵巢炎，单纯的子宫内膜炎或卵巢炎较少见。慢性盆腔炎是生育期妇女的常见病，近年来，国内发病率有上升趋势。

历代医著中并无盆腔炎之称，盆腔炎属西医病名，根据其临床症状特点，散见于"热入血室"、"带下病"、"经病疼痛"、"妇人腹痛"等病证中。《金匮要略·妇人杂病脉证并治》云："妇人中风，七八日续来寒热，发作有时，经水适断，此为热入血室，其血必结，故使如疟状，发作有时。"此症状的描述，似是有关盆腔炎症状的最早记载。《景岳全书·妇人规》说："妇人伤寒，或劳役，或怒气发热，适遇经行，以致热入血室，或血不止，或血不行，令人昼则明了安静，夜则谵语如见鬼状者是也。若热因外邪由表而入者，宜一柴胡饮，或三柴胡饮，或四柴胡饮，或良方黄龙汤加生地酌而用之。若或怒、或劳，火由内生，其人多汗而无表证者，宜保阴煎、清化饮、当归六黄汤之类加减主之。若病虽渐愈，但元气素弱，而热有未退，血未止者，宜补阴益气煎，或补中益气汤。若脾气素弱，宜归脾汤。血气俱弱者，宜十全大补汤庶无误矣。若血热多滞者，宜小柴胡汤加丹皮、红花、当归。总的来说，急慢性盆腔炎与"热入血室"的症状有很多相似，而且二者的病因也类似，临床可以结合互参。

西医学认为慢性盆腔炎的病因病理有以下四种表现形式：一是慢性子宫内膜炎，二是慢性输卵管炎与输卵管积水，三是输卵管卵巢炎与输卵管囊肿，四是慢性盆腔结缔组织炎等。其治疗多是采用抗生素等药物治疗，也可结合热敷、短波、蜡疗等物理疗法，并没有针对性的治疗方法。

【临床应用】

临床采用膈下逐瘀汤治疗慢性盆腔炎气滞血瘀证形，效如桴鼓，可谓药证相投，立竿见影。证见：少腹部胀痛或刺痛，经行腰腹疼痛加重，经血量多有块，瘀块排出则痛减，带下量多，婚久不孕；经前情志抑郁，乳房胀痛；舌体紫暗，有瘀斑、瘀点，苔薄，脉弦涩等，但见血瘀征象，即可使用，不必拘泥于病名。刘氏[8]自1980年以来，运用膈下逐瘀汤治疗慢性盆腔炎64例，疗效令人满意。在其治疗的64例患者中，21～30岁9例，31～40岁55例，41～50岁16例，50岁以上4例；伴有下腹疼痛坠胀者61例，腰骶酸痛者25例，痛经者46例，月经失调者39例，白带多者35例；有一侧或两侧附件增厚或呈条索，或有炎性包块、压痛及触痛等阳性体征；病程分为，6个月～1年19例，5年35例，5～10年7例，10年以上3例。治疗方法，以膈下逐瘀汤加减为主方：当归、桃仁、红花、延胡索、甘草、香附、丹皮、赤芍各10g，川芎5g，丹参、大枣各30g。气虚加黄芪30g，党参10g；血虚加熟地黄、熟首乌各10g；阴虚加沙参、麦冬各10g；阳虚加熟附片10g，炮姜

5g；兼湿热内蕴者加黄芩、泽泻各10g，兼热毒蓄积者加银花、连翘各15g。水煎服，日1剂。病情好转后，改为隔日1剂。其中本组病例服药量最少者为15剂，最多为50剂，一般为20～30剂。结果表明，临床痊愈（症状消失，盆腔条索或附件增厚，或包块压痛等体征消失）21例，占32.8%；好转（症状基本消失，盆腔条索缩小变软，或包块较前缩小，或附件增厚基本消失，压痛减轻）37例，占57.8%；无效（症状与体征均无改善）6例，占9.4%，总有效率达90.6%。

【病案举例】

1. 陈某[8]，35岁，农民。1983年5月10日诊。3年前曾患急性盆腔炎，未彻底治疗。近因腹痛，月经失调，恐有恶变，故来我院妇科检查：外阴已产式，子宫体后位，双侧附件增厚，后穹隆触痛明显，脱落细胞检查正常。诊为慢性盆腔炎。转中医科会诊。刻下诊见：少腹隐痛，按之益甚，经行量少，淋漓不畅，白带增多，质稠秽臭，口干心烦，小便短赤，苔薄质绛，脉象弦滑。证属瘀阻胞中，兼夹热毒。拟活血化瘀，清热解毒。用膈下逐瘀汤加减，当归、桃仁、红花、延胡索、甘草、香附、丹皮、赤芍各10g，川芎5g，丹参、大枣各30g加银花、连翘、黄芩。5剂，腹痛减轻，余症依然。继进10剂，月经畅行，白带量少。药证相投，无庸更方，续服20剂，诸症悉平。妇科复查，未见异常。

按： 慢性盆腔炎是西医学病名，大多属中医学月事失调、带下、癥瘕或积聚等范畴。慢性盆腔炎大多病程较长，迁延不愈，反复发作，以致气滞血淤，经络闭阻，导致冲任失调是其基本病机。故活血化瘀乃属基本治法。膈下逐瘀汤加减能改善血液循环，促进炎性病灶的消退及增生性病变的软化和吸收，如在本方的基础上根据辨证加入益气、补血、养阴、助阳、祛湿、清热解毒之品，治疗慢性盆腔炎可获得较为理想的疗效。

2. 患者[1]，女，25岁，2005年8月20日初诊，小腹胀痛，经期腹痛加重，经血量多有血块，瘀块排出后，痛减，伴带下量多，色黄质稠，臭秽，经前情志抑郁，乳房胀痛，舌质暗红边有瘀点，舌苔薄白，脉沉弦。中医辨证为气滞型，治宜活血祛瘀，理气止痛，方用膈下逐瘀汤加减：当归10g，川芎10g，赤芍15g，桃仁10g，红花6g，牛膝10g，延胡索15g，五灵脂10g，台乌10g，香附10g，败酱草15g，蒲公英16g，夏枯草15g，甘草5g。水煎服，1剂/天。间断服2个月后，月经来潮后停药，2个月后以上诸症消失。

按： 盆腔炎是妇科临床常见病，尤以慢性盆腔炎更为多见。近年来，中医治疗慢性盆腔炎的验案报道甚多，中医古籍虽无盆腔炎之名，但根据其特点，慢性盆腔炎涉及中医带下病、癥瘕积聚、痛经、月经不调、经病疼痛、不孕症、热入血室等病证。其病机多为气滞血瘀、寒湿凝滞、湿热瘀结、气虚血瘀，可概括为湿、热、瘀、虚。慢性盆腔炎病程长，缠绵难愈，若见气血耗伤，正气不足而虚实错杂者，治疗宜针对其少腹瘀结，全身虚衰之候，予以扶正祛邪，补气化瘀散结。慢性盆腔炎可导致输卵管堵塞性宫外孕或不孕症。膈下逐瘀汤用治慢性盆腔炎，取其活血祛瘀消癥之功，用于肚腹血瘀结块不散，疼痛不止，日久反复发作等，可谓疗效卓著。

三、盆腔瘀血综合征

盆腔瘀血综合征又称卵巢静脉综合征，是引起妇科盆腔疼痛的重要原因之一，因其症状涉及广泛，而患者自觉症状与客观检查常不相符合，在体征上常与慢性盆腔炎相混淆，故此类患者常被误诊为慢性盆腔炎或慢性附件炎而久治不愈。盆腔瘀血综合征，很早就见于文献记载。但它描述的上述临床表现究竟是一种独特的病变，还是由于某些疾病所引起的共同现象，历来多有争论。

根据其临床表现，本病可归属于"妇人腹中痛"、"经行腹痛"、"产后腹痛"、"带下"等疾病的范畴。中医对此病没有具体明确的论述，但对它的症状的论述却有许多，如隋代巢元方《诸病源候论·妇人杂病诸候》云："小腹痛者，此由胞络之间宿有风冷搏击血气，停结小腹，因虚发动与血相击故痛。"宋·陈自明《妇人大全良方》亦云："妇人腹中瘀血者，有月经痞涩不通，或产后余秽未尽，因而乘风取凉，为风冷所乘，血得冷则成瘀血也。"但均与血瘀有关。瘀血留滞冲任胞宫，气血运行不畅，不通则痛。中医认为，气为血之帅，气行则血行，气虚无力推动血行，血行不畅，瘀阻经脉，气滞血瘀，气虚则见不胜劳累，神疲乏力，气短，小腹、肛门坠胀；气滞则见乳房胀痛，心烦易怒；瘀血阻滞，不通则痛，故见腰骶疼痛，性交后疼痛。总之，本病的病理基础是气虚血瘀兼有气滞，气虚为本，气滞血瘀为标。虚实夹杂本虚标实。

西医认为，任何使盆腔静脉血液流出盆腔不畅或受阻的因素，均可以导致盆腔静脉瘀血。盆腔静脉较身体其他部位的静脉壁薄，缺乏筋膜组成的外鞘，没有弹性，大多没有瓣膜，且一些经产妇的瓣膜功能常不全。穿行在盆腔疏松的结缔组织中，且女性盆腔静脉血容量多，故容易引起盆腔内、外生殖器、膀胱、直肠及肛门周围静脉瘀血，造成血管迂曲、扩张、瘀血。同时合并外阴、宫颈、下腹静脉曲张。另外膀胱、直肠、生殖器三个系统静脉彼此相通，任何一个系统发生障碍，均可以影响到另外两个系统。

本病的主要表现，是范围广泛的慢性疼痛，极度的疲劳和某些神经衰弱的症状，并在下午、晚上或站立后、跑、跳，或突然坐下时、性交后、月经前加重。具体可见下列症候群：①盆腔不适，下腹部坠胀痛。盆腔内有坠胀感，严重时两侧下腹疼痛，通常一侧较重。偶尔表现为阵发性疼痛，并可同时累及两侧及两下肢，尤其是大腿根部及骶部酸痛无力。疼痛与体位有关，如站、蹲或屈曲过久，盆腔静脉压力持续升高，可以导致瘀血，则症状加重；反之则使盆腔静脉压力降低，如平卧、抬高腿部及臀部、胸膝卧位时，症状可以减轻。②月经改变，通常是月经量多，周期延长似功能性子宫出血，但部分患者月经反而减少。③乳房疼痛及肿胀，月经来潮前或经期出现，可以扪及乳房硬结，经净后症状减轻或消失。④膀胱和尿道症状，尿频，尿痛或血尿，但是尿常规正常。膀胱镜检查仅发现膀胱三角区静脉充盈和水肿。有时会有痔疮出血，直肠坠痛。一般多在经前期出现。

通过下列辅助检查，可以对盆腔静脉瘀血综合征作出明确诊断：①体位实验，胸膝卧位时，盆腔静脉压力降低，无下腹疼痛或轻微疼痛，若立刻改为臀部向后紧紧坐在足跟部，保持略高于腹部的位置，由于腹股沟屈曲较紧，髂外动脉向股动脉血流受阻，从而髂内动脉血流增多，使盆腔静脉压力升高而产生瘀血，出现下腹疼痛回到胸膝卧位时则症状减轻，称为"体位实验阳性"。②盆腔静脉造影术。③B超可见子宫均匀增大，子宫内膜增厚，双侧卵巢有囊性感，没有特异性。彩色多普勒发现盆腔静脉扩张有助于诊断。④盆腔血流图等。

【临床应用】

盆腔瘀血综合征是常见的女性生殖器官的病变，多见于 30～50 岁和体弱多产、子宫后倾后屈的妇女。其病变虽非炎症，但由于机体组织长期瘀血，并发其他组织的炎症。周氏[9]临证中采用益气活血化瘀之法辨证治疗本病 63 例，颇有疗效。其 63 例患者均为门诊病人，且均生育两胎以上；年龄在 29～49 岁之间，平均 36.5 岁；病程 6～48 个月，平均 16 个月；有下腹部手术史者 26 例；辨证分型：气虚血瘀型 25 例，气滞血瘀型 18 例，气血两虚型 12 例，痰浊瘀阻型 8 例；所有病例曾按附件炎或慢性盆腔炎治疗而效果均不明显。其具体诊断标准如下：①腰骶部、下腹部坠痛并在经前加重；②外阴及下肢可见不同程度的静脉曲张、阴道及宫颈充血；③B超示：子宫轻度增大，呈不同程度的后倾后屈位，子宫旁见串珠状或蜂窝状无回声区，而严重者可见子宫肌壁内血管扩张，呈"彩球"样改变，多普勒示静脉频谱。

治疗：根据中医理论进行辨证施治，临床上主要分为如下 4 型。①气虚血瘀型：常因久立、过度劳累、损伤气血、气虚不能摄血行血，症见面色白，气短，神疲，四肢肿胀，下腹坠痛，经色淡而量多，舌苔薄白，脉沉细。治宜补中益气，养血行瘀。方用八珍汤加减。偏气虚者，重用党参30g、黄芪30g、大枣30g；偏血瘀者，重用当归20g、川芎15g、桃仁12g、红花9g、丹参18g 等。②气滞血瘀型：常因情志不畅，肝气郁结，气失调达，气滞则血瘀。症见精神抑郁，胸闷胁胀，下腹及腰骶部疼痛，且胀甚于痛，有下坠感，舌苔薄黄，舌质黯红，脉沉弦。治宜疏肝理气，活血行瘀。方用膈下逐瘀汤加减。处方：桃仁12g、红花9g、赤芍9g、川芎15g、延胡索12g、五灵脂12g、当归9g、香附9g、枳壳9g、白芍9g、川楝子9g。③气血两虚型：病因多为产育频繁，损伤肾气，冲任两脉不固，不能收摄胞系，症见头晕耳鸣，腰酸腿软，下腹坠痛，小便频数，舌苔中剥，脉象虚芤。治宜益气养血，固摄冲任。方用八珍汤去川芎。血虚者则重用地黄18g、当归18g、白芍9g；兼有血瘀者可用丹参18g、红花9g。④痰浊瘀阻型：病因多为素体痰浊俱盛，或经期、产期感寒遇冷，阻遏经脉流通，瘀于少腹。症见面色浮黄，下腹及腰骶部胀痛，经期尤甚，经色紫黑，舌质紫，脉沉迟。治宜活血行气化瘀。方用少腹逐瘀汤。处方：赤芍15g、川芎15g、郁金9g、五灵脂9g、乳香6g、没药6g、当归9g、小茴香9g、柴胡15g、川楝12g、香附6g。所有病例均以中医辨证施治为主，并辅以西药消炎治疗，同时嘱侧卧休息，避免过度劳累，注意调节饮食，防止便秘，节制性生活。

治疗结果：①疗效标准：痊愈：症状、体征完全消失，B 超示子宫旁及肌层无静脉扩张；显效：疼痛消失，阴道、子宫颈充血减轻，B 超示受累静脉内径缩小，宫旁静脉丛范围局限；好转：疼痛减轻，但 B 超改变不明显。②本组 63 例中，痊愈 22 例，占 34.91%；显效 34 例，占 53.97%；好转 7 例，占 11.2%。总有效率为 88.88%。

【病案举例】

赵某[9]，女，35 岁，农民。自诉近 1 年来腰骶部及下腹部疼痛，且有下坠感，日渐加重，胸闷胁胀，大便秘结，伴头晕目眩，乏力，纳谷不香，身微热，月经延后，经色量少暗黑，有血块，白带色白略黄。妇检：耻骨联合上下腹部压痛，外阴及阴道壁松弛并充血，宫颈肥大、着色，子宫后位、常大，宫体压痛。阴道 B 超：子宫后位，略大，宫旁见丛状、串珠状走行各异的血管无回声区，最大内径 0.6cm，范围

2cm×3cm；多普勒示连续低速无波动频谱。舌质暗边有瘀斑瘀点，苔薄白，脉弦涩。证属气滞血瘀。治宜疏肝理气，活血行瘀，补中益气。处方：桃仁12g、红花9g、赤芍9g、川芎15g、延胡索12g、五灵脂12g、当归9g、香附9g、枳壳9g、白芍9g、川楝子9g、黄芪30g、党参10g。便秘者酌加制大黄10g等。每日1剂，水煎服，同时采用西药消炎治疗。6天后，患者腰骶及下腹部疼痛好转，下坠感明显减轻，大便略畅，纳食可，活动后亦不觉似从前一样疲劳不堪，故守上方加减继续治疗。连服2个月，患者下腹部及腰骶部疼痛消失，食欲增加，大便通畅，阴道及宫颈充血消失。B超：子宫平位，宫旁未见扩张的盆腔静脉。诸症消失而痊愈。

　　按：临床上多产妇、有盆腔脏器手术史、产后盆腔血管复旧不良、子宫下垂、宫体后位、习惯性便秘等均可导致盆腔瘀血综合征，盆腔静脉曲张时，静脉压力增高，血液回流受影响，久立或劳累后加剧，均是造成盆腔瘀血的重要因素。除子宫、卵巢静脉丛扩张瘀血外，外阴、阴道、子宫颈、肛门直肠周围、输尿管周围、膀胱静脉丛及下肢静脉曲张均可同时存在。且长期病变还可引起相应组织的炎性改变。故临床常见下腹及腰骶部疼痛，月经及白带增多，便秘，痔出血，膀胱刺激等症状。本病中医辨证属气滞血瘀证。《医林改错》曰："凡肝腹疼痛总不移动是瘀血。"《医学三字经》中："痛不通，气血壅，通不痛，调和奉。"清·唐宗海《血证论》中说："气虚则血行之动力减弱，气虚益甚则血瘀益锢。"说明瘀血可阻塞气机，而气机阻塞又反过来加重瘀血，形成恶性循环。因此，治疗气血瘀滞证时，宜在活血化瘀法的基础上酌情采用行气之法，气行则血行，故临床中使用消瘀剂时应加行气、利气之品，不可一味活血破瘀，不知变通，此是不晓中医之理。而血得温则行，得寒则凝，故处方用药时又应多加温通之品。另外，血瘀日久，每易入络，药力难达，故可佐辛香走窜通络之品，使引经药直达病所。但值得注意的是活血化瘀总属攻破之法，不宜过用，且处方用药时宜略加补益之品。综上所述，对于盆腔瘀血综合征的治疗宜从整体出发，辨清标、本、虚、实、寒、热，使气血得充，气机通畅，因而血瘀之症自愈。

四、子宫内膜异位症

　　子宫内膜异位症是指具有生长功能的子宫内膜组织出现在子宫腔被覆粘膜以外的身体其他部位所引起的一种疾病。因其大多数病变出现在盆腔内生殖器和邻近器官的腹膜面，故临床常称盆腔子宫内膜异位症。

本病多发生在 30～40 岁的妇女，青春期发病者较为罕见。绝经后异位内膜可随之萎缩吸收，妊娠可使症状得到暂时或永久性缓解。内异症的发病率目前虽无确切统计数据，但现有资料表明较过去相比呈明显上升趋势。

中医学古文献中并无"子宫内膜异位症"的病名记载，其属西医学病名，据内异症的主要临床表现，可归属在"痛经"、"癥瘕"、"月经不调"、"不孕"等病之中。据多年来中医妇科学对内异症较为系统的研究，可以认为"瘀血阻滞胞宫、冲任"是其基本病机，其人或素性抑郁，或恚怒伤肝，或经期、产后胞脉空虚，寒邪外袭，或久居阴冷潮湿之地，或过食生冷，或房劳过度，或素体脾虚，饮食不节，忧愁思虑，以致木失条达，气机不畅，血行迟滞，瘀血内阻，发为本病。本病不外血瘀内阻胞宫、冲任，但其血瘀形成的机制又有具体的不同，或气滞血瘀，或寒凝血瘀，或肾虚血瘀，或气虚血瘀，或热灼血瘀等。瘀积日久，又能影响脏腑、气血功能而致气滞、痰湿内生，呈现瘀血、气滞、痰湿胶结，渐成癥瘕之症，其治则更难矣。

西医妇科学界对本病进行了大量不懈的研究，但对于子宫内膜异位症的发病原因，目前尚无一种令人满意的阐明全部内异症发病机制的理论，对其病因病理的认识，各成一说，只能解释其部分发病机制，而不能解释其全部机制，因此有待进一步研究发现。

【临床应用】

子宫内膜异位症好发于生育年龄的妇女，病变常累及卵巢和盆腔、腹膜，也可见于腹壁切口、宫颈或阴道等处；近年来，该病的发病率在世界范围内均有升高趋势，发病年龄也逐渐提早，青春期患者也可见到。症状依病变部位而异，其发作与月经周期关系密切，与病灶大小并不相关，已成为妇科的常见疾病。李氏[10]在临床中运用膈下逐瘀汤加减治疗子宫内膜异位症 8 例，取得满意的疗效。其于 2004 年 2～5 月观察门诊病人 8 例，年龄为 26～34 岁，均为已婚。患有继发性痛经史 2～4 年，西医诊断：子宫内膜异位症。中医诊断：痛经，血瘀证，其中气滞血瘀型 3 例，寒凝血瘀型 3 例，热灼血瘀型 1 例，气虚血瘀型 1 例。李氏治疗以膈下逐瘀汤为主方。其药物组成为：当归 10g，川芎 6g，赤芍 10g，丹皮 10g，桃仁 5g，红花 5g，五灵脂 10g，香附 10g，乌药 6g，延胡索 10g，枳壳 10g，甘草 5g。具体加减如下：气滞血瘀型主方去丹皮、甘草，加川楝子、牛膝；寒凝血瘀型主方去丹皮，加小茴香、附子；热灼血瘀型去红花、五灵脂、枳壳，加生蒲黄、牛膝；气虚血瘀型去红花、五灵脂、延胡索、乌药，加党参、黄芪、山药。临床连续治疗

3~4 个月后，不再发生痛经。1 年后随访，月经正常。由此可见其疗效之一斑。

【病案举例】

1. 患者李某[11]，女，27 岁，农民，2003 年 1 月 7 日初诊。流产后 2 年未孕。患者结婚 3 年，婚后 1 年曾妊娠 2 个月，因胎儿发育不良，行清宫术，之后 2 年来一直未孕，男方各项检查正常。月经周期正常，经期 5~6 天，经量多，色紫红，质黏稠，有血块。经前 3 天下腹部胀痛，经期加重，直到经后。伴腰痛，带下量多，色黄，黏稠，气味腥臭。妇科检查：外阴（-），分泌物增多，阴道通畅，宫颈可见紫蓝色小结节，质硬触痛，宫体大小正常，双侧附件增厚压痛。B 型超声波探查提示：宫体 8.9cm×4.5cm×4.0cm，左侧输卵管与卵巢粘连，子宫直肠窝积液。舌红、苔白，脉沉弦。诊为子宫内膜异位症，不孕，证属气滞血瘀，治宜理气止痛，活血化瘀。加味膈下逐瘀汤主之。当归、五灵脂、红花、炒枳壳、香附、丹皮、赤芍、炒延胡索、刘寄奴、三棱、莪术、枸杞子、菟丝子各 15g，川芎、炒桃仁、乌药各 10g，甘草 5g。水煎服，每日 1 剂。上方服 30 剂，月经于 2 月 8 日来潮，经期后衍 6 天，经前、经期下腹部疼痛明显减轻，经色暗红有血块。仍带下量多，色黄，黏稠，气味腥臭，原方加土茯苓、白花蛇舌草、虎杖、忍冬藤各 15g。又服月余，经来疼痛消失，带下正常，舌红、苔白，脉弦缓。服 15 剂停药。患者于 6 月 10 日再诊述已停经 47 天，恶心、呕吐，四肢乏力，头晕目眩，脉滑，查尿人绒毛膜促性腺激素（+）。

按： 子宫内膜异位症目前已成为妇科常见病、多发病，是子宫内膜腺体和间质出现在子宫腔以外部位所引起的病症，与不孕关系密切，往往是不孕病证的直接原因。在临床中运用王清任《医林改错》中的著名方剂膈下逐瘀汤治疗，取其行气止痛，活血化瘀之功，效果显著。方中当归、川芎、赤芍养血活血，能抑制血小板聚集，防止血栓产生，还可提高纤溶酶活性，促进纤维蛋白溶解。桃仁、红花、丹皮凉血活血化瘀，通过扩张血管，改善微循环，溶解微小栓子，改善盆腔血瘀的环境。枳壳、乌药理气化滞，气行血行，可解除平滑肌痉挛，缓解盆腔组织粘连，并具有抗菌抗炎止痛作用。香附、五灵脂、延胡索活血止痛，有调节内分泌，增强机体免疫功能，并有良好的镇痛作用。甘草清热解毒，调和诸药。临床运用此方治疗该病取得了良好的效果。

2. 华某[10]，女，32 岁，军人。2004 年 5 月 18 日初诊：痛经 2 年，并有逐渐加重之势，经期尚准，曾就诊西医，诊断为：子宫内膜异位症，因不愿接受假孕疗法，故来我院就诊。此次月经于昨日已始行，量中色紫夹块，伴小腹剧痛胀满，以致不能坚持工作，块下痛减，唇紫，面色不华，舌红，边有瘀点，苔薄白，脉弦细。此乃气滞不畅，瘀血内阻之证。治宜活血祛瘀，理气止痛。处方：全当归10g，川芎6g，赤芍10g，泽兰10g，红花5g，制香附10g，川楝子10g，台乌药6g，延胡索10g，枳壳10g，牛膝12g。水煎服，3剂。嘱下次月经前3～5天再来复诊。

　　7月12日第三诊：前方共服8剂。末次月经于6月17行，腹痛减轻，诸症均有好转。现经将潮，治拟原方加减：原方去枳壳加失笑散10g，连服5剂。药后痛经未发。

　　按：中医的精髓是整体观念，辨证论治；虽然西医诊断为子宫内膜异位症，但该病人的临床表现主要是痛经，经行腹痛，必须抓住这些辨证要点，运用中医辨证思路，体现中医辨证特色，随证加减，灵活处方，以获良效，勿犯据西医病名论治之弊，尤其是对号入座，笼统的将西医的疾病与中医的证型对等。中医认为发生痛经的主要机制是气血运行不畅，经血瘀阻胞宫，而致不通则痛。唐容川谓：既是离经之血，虽清血鲜血，也是瘀血。而导致瘀血的原因不外乎气滞、气虚、寒凝、热灼等，故其治法又有理气化瘀、益气化瘀、温经化瘀、清泄化瘀之不同。在临床上我们每多以活血祛瘀，理气止痛之膈下逐瘀汤加减治疗痛经。方中当归、川芎、赤芍养血活血，丹皮清热凉血，桃仁、红花、五灵脂活血化瘀，配香附、乌药、延胡索、枳壳理气止痛，且增强逐瘀之力，甘草缓急和中，调和诸药。为了提高疗效，治疗时必须掌握时机，对于子宫内膜异位症所引起的痛经，一般在经前3～5天服药3～5剂，连续治疗3～4个月，即多个月经周期，多可见显效或治愈。

　　五、不孕症

　　不孕症是指女子婚后未避孕，有正常性生活，同居2年，而未受孕者；或曾有过妊娠，而后未避孕，又连续2年未再受孕者。其中前者为原发性不孕，故称"全不产"；后者为继发性不孕，古称"断绪"。如果夫妇双方有一方有先天或后天生殖器官解剖生理方面缺陷，因而无法纠正，以致不能妊娠者，称为绝对性不孕；相对的，如夫妇一方，由某些因素阻碍受孕，一旦纠正仍能受孕者，即为相对性不孕。

　　《素问·上古天真论》首先提出了肾气盛，天癸至，任通冲盛，月事以时下，故能有子的受孕生理。《神农本草经》紫石英条下记载曰："女子风寒在子宫，绝孕十年无子。"《金匮要略·妇人杂病脉证并治》温经汤条下说："亦主妇人少腹寒，久不受胎；兼取崩中去血，或月水来过多，及至期不来。"可以说温经汤是现有文献记载的最早的调经种子的良方。西晋·皇甫谧所著的《针灸甲乙经·妇人杂病》中言"女子绝子，衃血在内不下，关元主之"，率先提出了瘀血导致不孕的机制及治疗方法。《诸病源候论·无子候》中说："然妇人挟疾无子，皆由劳伤血气，冷热不调，而受风寒，客于子宫，致使胞内生病，或月经闭涩，或崩血带下，致阴阳之气不和，经血之行乖候，故无子也。"强调了外感，内伤皆可致病，胞络生病，阴阳不和，导致不孕的机制。清代《傅青主女科》论述了从肝肾论治不孕，创制了养精种玉汤、温胞饮、开郁种玉汤、宽带汤等传世名方，至今仍是妇科的常用之方。

【临床应用】

近几年来，随着社会的逐步发展，每个家庭所要面对和承受的生活压力也相应增加，导致不孕症的患病率呈直线上升，因而在临床应用中，以膈下逐瘀汤加减治疗不孕症的报道屡见不鲜，也反映了其良好的疗效。其主要证候表现为，婚久不孕，月经多推后或周期正常，经来腹痛，甚或呈进行性加剧，经量多少不一，经色紫暗，有血块，块下痛减。有时经行不畅、淋漓难净，或经间出血。或肛门坠胀不适，性交痛；舌质紫暗或舌边有瘀点，苔薄白，脉弦或弦细涩。治以膈下逐瘀汤，逐瘀荡胞，调经助孕。王清任所创制的少腹逐瘀汤、血府逐瘀汤、膈下逐瘀汤分别适用于血瘀偏寒、偏热、偏气滞的不同血瘀证。其中尤以少腹逐瘀汤为出奇，此方种子如神，取得令人意想不到的效果。对于盆腔炎、附件炎导致的不孕，多选用膈下逐瘀汤、当归芍药散，抓住瘀、湿、热、虚的不同进行加减。常可配合外治法，如中药外敷下腹部或用活血行气通腑药，水煎保留灌肠等以改善盆腔瘀滞，促进怀孕。

西医认为受孕是一个复杂而又协调的生理过程，必须具备下列条件：卵巢排出正常卵子；精液正常，有正常性生活；卵子和精子能在输卵管内相遇并结合成为受精卵，并能顺利地输入子宫腔内；子宫内膜已准备充分，适合于受精卵着床。此环节中任何一个异常，便可导致不孕症。如常见的有，排卵功能障碍：表现为无排卵或黄体功能不全，先天卵巢发育不全，卵巢早衰，席汉综合征，多囊卵巢综合征，卵巢子宫内膜异位症等；输卵管因素：即任何导致输卵管阻塞的因素，都可导致精卵不能结合，而致不孕；子宫因素：子宫先天畸形、子宫肌瘤、子宫内膜炎、子宫内膜结核、内膜息肉、宫腔粘连或子宫内膜分泌反应不良等影响受精卵着床。总之以上这些，很多可以归属于不孕症的气滞血瘀型，都可以采用膈下逐瘀汤加减进行治疗，所谓不通则痛，只要出现痛的症状，多是气血瘀滞的表现，但也有不荣则痛的情况，如遇虚证表现断不可用，在临床中当详加辨别，以免犯虚虚实实之戒。

【病案举例】

患者女[1]，30岁，2005年11月27日初诊，人流术后3年，未孕，月经推后40~50天来潮1次，经来腹痛，经色紫暗有血块，块下痛减，有时经行不畅，淋漓难净，伴肛门坠胀不适，性交痛，舌质暗红边有瘀点，舌苔薄白，脉沉弦。行双侧输卵管造影示双侧输卵管不通，中医辨证为瘀血内停，阻滞冲任胞宫，治宜逐瘀荡胞，调经助孕，方用膈下逐瘀汤加减：当归10g，川芎10g，赤芍15g，桃仁10g，红花6g，枳壳10g，延胡索15g，五灵脂10g，台乌10g，香附10g，路路通10g，王不留行15g，皂刺10g，甘草5g。水煎服，1剂/天。连服50余剂，停药1个月后怀孕，现已经生一女。

按：《妇科要旨》指出："妇人无子，皆由经水不调。"由此可见，月经不调是导致不孕的重要因素，因此调理月经实为治疗不孕症的关键。1979年全国不孕症中医学术会议，将不孕症分为肾虚、血虚、肝郁、血瘀和痰湿5种类型。临床上分别采用温肾丸、养精种玉汤、开郁种玉汤、膈下逐瘀汤、苍术导痰丸加减治疗，取得比较满意的疗效。此外根据《内经》"不通则痛"的理论，妇女经期贵在以通为用，故用理气化瘀的膈下逐瘀汤，以扩张血管，疏通气血，消除炎症，从而改善盆腔的瘀血状况。子宫内膜修复期，续用活血行气逐瘀之品，亦有缓中补虚，祛瘀生新之义。在卵巢激素的影响下，子宫内膜由修复期变为增殖期，此期血管充血，故以养血行气活血为主要治疗方法，伍用少量疏肝益肾药，以调节卵巢的内分泌功能。排卵后，卵巢分泌孕激素，子宫内膜血管增生，需要更多的气血给予营养，此期除服用少量的活血调经、疏通气血的药物外，主要应该服养血益气，补益冲任之药，以补肝肾，益精气，调节卵巢的功能，使整个生殖系统供血丰富，子宫内膜质地柔软，便于孕卵着床和营养发育。据戴氏[12]多年实践观察，按月经周期服用中药，颇似西医学的人工周期疗法，不但对不孕症有效，而且对因卵巢功能障碍而引起的月经失调、痛经、闭经等也有较好的疗效。

参考文献

[1] 雷美华. 膈下逐瘀汤治疗妇科疾病举隅. 中国现代药物应用, 2008, 2 (6): 47-48.

[2] 匡丽君. 膈下逐瘀汤加减治疗原发性痛经96例临床观察. 湖南中医药导报, 2002, 8 (12): 761.

［3］许志芃，邱丽，彭小鹏. 膈下逐瘀汤加味治疗膜样痛经60例. 浙江中医杂志，2005：344.

［4］梁玉兰. 膈下逐瘀汤加减治疗痛经28例疗效观察. 河南中医药学刊，2001，17（2）：43.

［5］刘传芝. 活血化瘀法治疗膜样痛经32例. 山西中医，2000，16（2）：22－23.

［6］朱国强. 膈下逐瘀汤在妇科临床中的应用. 江西中医药，2002，33（3）：62.

［7］周吉峰. 膈下逐瘀汤加减治疗子宫肌瘤12例. 中国实用乡村医生杂志，2007，8（14）：59.

［8］刘浩江. 膈下逐瘀汤治疗慢性盆腔炎64例. 江西中医药，1988，2：28.

［9］周学桓. 辨证治疗盆腔瘀血综合征63例. 湖南中医杂志，2002，18（1）：42.

［10］李建亚. 膈下逐瘀汤加减治疗子宫内膜异位症8例体会. 光明中医，2007，22（2）：64－65.

［11］弭阳，弭超，弭峰. 膈下逐瘀汤治疗子宫内膜异位症不孕124例. 山西中医，2004，20（4）：47.

［12］戴兴歧. 辨证论治月经周期分期不孕症50例分析. 铁道医学，1990，18（4）：227－228.

第四章

其他疾病

第一节　腹直肌劳伤性腹痛

伤筋，西医学称之为软组织损伤，是骨科最常见的疾病之一。凡人体各个部位的关节、筋络、肌肉、筋膜、肌腱、韧带等，受外来暴力撞击、强力扭转、牵拉、压迫或因不慎而跌仆、闪挫，或体虚、劳累过度以及持续运动、经久积劳等原因，所引起的机能或结构异常，而无骨折、脱位或皮肤破损者，均称为伤筋。但严重的扭伤常伴有骨折，而关节脱位，附近发生骨折时亦同样可伴有扭伤，严重的关节扭伤，往往伴有潜在自行复位分关节脱位，术语称之谓"伤筋动骨"，这三者相互之间的关系是非常密切的。

中医学对伤筋的诊断及治疗，已积累了相当丰富的经验。例如《医宗金鉴·正骨心法要旨》"腰骨"一节中曰："若跌打损伤，瘀聚凝结，身必俯卧，若欲仰卧、侧卧，皆不能也，疼痛难忍，腰筋僵硬，宜手法。"又在"踝骨"一节中则有"或驰马坠伤，或行走错误，则后跟骨向前，脚尖向后，筋翻肉肿，疼痛不止，先用手法拨筋正骨，令其复位……"等记载，说明我们早已掌握了伤筋的原因、症状及治疗方法。筋伤按时间长短分为两类：①急性筋肉损伤，中医学称为新伤，指受伤时间不超过 2 到 3 周，不论伤情轻重，均属于新伤。②慢性筋肉损伤，又可称陈伤或久伤。凡受伤时间超过 2 到 3 周，不论经过治疗与否，均属此类。劳损亦属于慢性伤筋的范畴。

陈伤，是由于急性损伤未能得到及时的正确治疗，受伤组织未能及时重新生长修复，或修复不良，致体内遗留病灶，常反复发病，引起疼痛不适等症状。劳损是长期在单一姿势下劳动，反复或过多使用某些筋肉组织，或先天畸形与筋位不合等，均可导致筋肉组织的积累性损伤。《素问·宣明五气篇》曰："久视伤血，久卧伤气，久坐伤肉，久立伤骨，久行伤筋，是谓五劳所伤也。"这是中医学对劳损病因的认识。

【临床应用】

腹直肌劳伤属于肌肉劳损范畴，中医辨证多属气滞血瘀，经络不通，故直需活血祛瘀，行气通络，则腹痛可愈，《内经》所谓：不通则痛，通则不痛。华氏[1]在临床中应用膈下逐瘀汤汤、桃红四物汤、针刺疗法等多种手段治疗腹直肌劳伤性腹痛，取得了良好的疗效。诊断标准：发病前有劳伤史，主要是徒手搬捧重物摒力抬举或向旁侧丢抛动作以后而引起腹痛，或有其他扭闪伤史。腹痛部位都局限在腹直肌上，即腹壁正中线两侧，可摸到不同程度肿硬的腹直肌，轻按即感疼痛，用手指拿捏腹直肌，并向左右扣拨时，则疼痛更明显。患者多为白天在活动时，腹痛不明显，如果腹壁用力时，及晚上平卧时，腹痛会明显发作，病重者可经年累月、时轻时重，无休无止。同时排除消化系统、泌尿系统和妇科疾患。

治疗方法：①针灸：主穴为天枢、足三里，若上段痛加梁门，下段痛加大巨，牵涉腰骶部痛加大横，均取病侧穴位，进针1～1.5寸，留针20分钟，温针灸至局部热甚为止。出针后在天枢穴拔火罐，再贴活血止痛膏，每隔1～2天针灸一次，5次为1个疗程，少数久病患者，治疗1～3个疗程。②中药：中上腹痛用膈下逐瘀汤：当归、赤芍、桃仁、红花、枳壳、丹皮、制香附、延胡索、乌药、五灵脂各10g，川芎、甘草各6g，中下腹痛用桃红四物汤：桃仁、红花、当归、赤芍、生地黄、制香附、延胡索、苦楝子各10g，川芎、红花各6g，均水煎服，每日1剂，煎2次分服，另服云南白药丸，每次2粒，日服3次，参三七片，每次3片，日服3次，7天为1个疗程。

【病案举例】

李某[1]，男，41岁，农民，1993年8月5日诊。右上腹疼痛1年余，自1991年参加夏收夏种后，经常在右上腹引脐右侧疼痛，剧烈劳动时及入夜平卧时痛甚。先在无锡市某医院诊治，拟诊为胆囊炎，服药2个月无效，继至上海某医院诊治，未能确诊，仍试服利胆药6个月无效，患者精神营养良好，饮食大小便如常。在腹诊时，自右肋弓下连脐右旁轻压痛，腹直肌稍硬，用指扣拨，疼痛明显，拟诊为腹直肌劳伤。给以针灸右侧梁门、天枢、足三里，进针1.5寸，留针20分钟，温针灸至局部热甚，出针后在天枢穴拔火罐，再贴活血止痛膏，内服膈下逐瘀汤，2天后复诊疼痛减轻，依原法连续治疗5次，腹痛全止，至今未发。

按："腹直肌劳伤"，医籍中尚无记载，笔者据症状而定名。本病是属于《内经》所称的举重用力所伤的范畴。伤处气滞血瘀，为肿为痛。针灸腹部穴位，直捣病所，足三里是足阳明经合穴，功能疏通本经脏腑经脉，古有"肚腹三里留"之语，配合进针，可以使伤处气通血行，从而达到通则不痛的目的，而膈下逐瘀汤和桃红四物汤、云南白药及三七片，都是卓有成效的行气化瘀止痛要药，与针灸配合，以治疗气滞血瘀的腹直肌劳伤性腹痛，自可收到相得益彰的疗效。

第二节　小儿久泻

小儿久泻，包括迁延性和慢性腹泻病，病程较长（＞2周），是儿童，尤其是婴幼儿时期常见疾病之一。多由急性腹泻治未彻底；或滥用抗生素、过服苦寒伤中之品、施补过早等失治误治；或先天禀赋不足，后天调护失宜所致。小儿本脾常不足，加之腹泻日久，失治误治，必然会导致脾胃更虚，水谷受纳运化失常。脾虚则水湿内生，困阻脾胃；胃伤则宿食内停，郁而化热，蕴结于中焦，致清浊不分，并走大肠而成反复泄泻。在这一病理过程中，脾胃虚弱是本，水湿、湿热、食滞是标，故病性属纯虚者少见，多为本虚标实、虚实夹杂证。如是标本相互影响，则使病情迁延难愈。由于小儿"脾常不足、肝常有余"，脾胃虚弱，肝木横逆，易乘脾土，可形成脾虚肝旺证；小儿形气未充，乃稚阴稚阳之体，利下过度或久泻不止，必耗气伤阴，气阴两虚，甚则阴损及阳，出现脾肾阳虚证。日久，气血化生乏源，气血不足以荣养脏腑肌肤，可致疳证、血虚等疾病，严重影响小儿的生长发育和身体健康。

由于久泻病情复杂，明辨虚实寒热尤为重要，临证常从问诊及望诊着手，参之闻诊，便迅速得出疾病证候诊断和病机要点。如大便性质：黏液便与热毒、湿热有关；水样便与湿邪或热邪有关；便中夹有不消化物与食滞、脾虚有关；另外，食后则泻与脾胃虚弱有关；便前哭闹，泻后得缓、肠鸣腹泻、肠鸣音亢进等表现均与风邪有关，注意区分风寒犯胃之外风与肝气横逆、肝风内动之内风。对于肛周皮肤颜色，专家认为其色泽能反映疾病虚实之多寡，如色红为实邪壅盛，色淡红或不红是虚实夹杂或虚证之象。如此，结合病史，参之面色、舌脉，则整体病机便了然于胸。

【临床应用】

小儿脾胃薄弱，无论内伤乳食或感受外邪，均易引起脾胃功能紊乱而致泄泻，如治疗不当或因营养、体质种种原因而未能及时恢复，终成缠绵难愈之症，治疗比较棘手，不易收效。陈氏[1]应用膈下逐瘀汤加减从瘀论治，取得较满意的疗效。现介绍如下：陈氏在临床中将小儿泄泻超过2个月以上者均列为观察对象，共计48例，男25例，女23例；年龄最小者半岁，最大者10岁；病程2～6个月27例，6个月以上～9

个月 13 例，9 个月以上 ~12 个月 8 例。辨证分为两型：脾胃虚弱型 28 例，脾肾阳虚型 20 例。脾胃虚弱型患儿临床表现为：大便溏泻，完谷不化，便色绿或黄，或有白色奶块，或蛋花样便，食欲不振，精神倦怠，面色无华，舌淡苔白，指纹淡红，脉缓弱。脾肾阳虚型表现为：下利清谷，不思饮食，精神萎软，面色白，四肢不温，舌淡苔白，脉沉细。以上 2 型或伴有皮肤粗糙、毛发干枯、色黄稀疏或脱落、腹胀等症状，及腹壁青筋暴露、腹痛（部位较固定）、舌下脉络青紫等瘀血指征。

按照陈氏之从瘀血立论，以膈下逐瘀汤加减为基本方，并辨证加减，处方：红花 2g，当归 5g，丹皮 5g，赤芍 5g，台乌药 5g，木香 3g，五灵脂 5g，甘草 5g。此方为 1 岁小儿 2 天水煎剂量，其他年龄适当增减。随证加减：脾胃虚弱型加党参、白术、山药、莲子各 5g，脾肾阳虚型加附子 2g，炮姜 2g，肉桂 1.5g，党参、白术、山药、莲子各 5g。用法：水煎服，2 天/1 剂，每日 4 次。

疗效分析：48 例患儿经治后，治愈 23 例：服药 3 ~14 天症状消失，大便恢复正常，停药 3 个月未见复发者；有效 19 例：服药 3 ~14 天症状基本消失，大便恢复正常，但 3 个月内有复发者；无效 6 例：服药已 2 周，症状未见消失者。治愈率 47.9%，有效率 87.5%。

【病案举例】

患儿杨某[2]，男，4 岁。患儿平素既脾胃虚弱，稍进食量多，即感脘腹憋胀，此次因家中聚餐，不慎贪吃寒凉过度，食后不久即觉胃脘疼痛不适，用热毛巾煨敷后，疼痛好转，之后患者出现大便溏泄不止，日 4 ~5 次，口干不欲饮水，家长起初未予注意，仍用热毛巾煨敷，泄泻未见缓解。此后，家母又从药店购买黄连素予小儿服用，泄泻次数略有减轻，如此几天后病情依然如故，未见好转之象，患儿饮食正常，精神可，家长遂未予上医院就诊，自行采取多种方法治疗，未果。如此拖延以致小儿泄泻已有 2 个月余，目前患儿饮食渐少，精神倦怠，体力不支，食欲不振，面色无华，大便溏泻，完谷不化，便色绿或黄，或有白色奶块，或呈蛋花样便，舌淡紫苔白，指纹淡红，脉缓弱。总合患儿舌脉，辨证当属脾胃虚弱，水湿内盛，瘀血内生，治以活血化瘀，健脾利湿止泻为法，予膈下逐瘀汤加减，处方：红花 4g，当归 8g，丹皮 5g，赤芍 5g，台乌药 8g，木香 6g，五灵脂 5g，甘草 5g，党参、白术、山药、莲子各 12g，茯苓 15g。共 5 剂，水煎服，日 1 剂，每日 4 次，每隔 4 小时一次。5 剂后，患儿纳谷渐香，精神明显好转，面色较前红润，大便次数减少，日 3 ~4 次，便质开始转稠，虽仍有完谷不化，蛋花样便，但较前已有转机之象，舌淡苔薄白，指纹淡红，脉缓濡弱。继服上方去丹皮、赤芍、莲子加陈皮 8g，苍术 8g，厚朴 6g。5 剂后，患儿腹泻明显减轻，大便一日 2～3 次，粪质转稠，纳谷佳，精神良好，面色红黄隐隐，明润含蓄，食后饱胀感亦较此前减轻，舌淡红苔薄白，指纹淡红，脉缓。继服 5 剂，以巩固疗效。

按：小儿久泻，中医传统多以健脾益气或温补脾肾治疗，泄泻从虚论治，此乃古之定法，今运用膈下逐瘀汤加减从瘀论治，疗效甚著，值得进一步深入探讨。中医认为，许多慢性久病常与血瘀有关，清代医家王清任有"久病必有瘀"之说，此说就是从瘀论治小儿久泻的理论来源。而且王清任还进一步指出"泻肚日久，百方不效，是瘀血之症"，用膈下逐瘀汤可治。根据现代药理研究，方中红花、当归、丹皮、赤芍、五灵脂等具有活血化瘀作用的药物，能改善肠壁血流量，减少血管通透性，促进炎性渗出物吸收；丹皮、赤芍、当归具有明显的抗菌作用；木香、赤芍、五灵脂、台乌药等具有解除胃肠平滑肌痉挛和镇痛作用。所以，膈下逐瘀汤对于由慢性泄泻所引起的肠管病变，有改善和修复的作用，所谓血不利则为水，血利则水活。在治疗过程中，若患儿有脱水和电解质、酸碱平衡失调时，应先进行液体疗法予以补充和纠正。若感染明显者，应配合抗生素用药。另外，用药过程中可始终配合应用助消化药。

第三节　前列腺增生

前列腺增生亦称前列腺肥大，是男性老年人常见的疾病。其病理学表现为细胞增生，而非细胞肥大，故严格来说其正确命名应为前列腺增生。有关前列腺增生发病机制的研究很多，但至今病因仍不完全清楚。目前一致公认老龄和有功能的睾丸是前列腺增生发病的两个重要因素，二者缺一不可。前列腺增生主要是前列腺尿道周围移行带的腺体、结缔组织和平滑肌的增生。增生组织呈多数结节，并逐渐增大。增生的腺体将外周的腺体挤压萎缩形成前列腺外科包膜，与增生腺体有明显界限，易于分离。增生的前列腺可造成膀胱出口梗阻，梗阻程度与前列腺增生体积的大小并不成比例，而与增生腺体的位置和形态有直接的关系。前列腺增生造成膀胱出口梗阻后，为了克服排尿阻力，逼尿肌增强其收缩能力，逐渐代偿性肥大，肌束形成粗糙的网状结构，加上长期膀胱高内压，膀胱壁出现小梁小室或假性憩室。如膀胱容量较小，逼尿肌退变，顺应性差，出现逼尿肌不稳定收缩，病人有明显尿频、尿急和急迫性尿失禁，可造成输尿管尿液排出阻力增大，引起上尿路扩张积水。

前列腺增生症多在 50 岁以后出现症状。尿频是前列腺增生病人最常见的早期症状，夜间更为明显，排尿困难是前列腺增生最重要的症状，病情发展缓慢。典型表现是排尿迟缓、断续、尿流细而无力、射程短，终末滴沥，排尿时间延长。根据典型的临床表现，对前列腺增生的初步诊断并不困难。此外，需作直肠指检以确诊，目前多采用"B 超"检查，其对前列腺内部结构分辨度更为精确，还可以了解膀胱有无结石以及上尿路有无继发积水等病变。而尿流率检查，则可以确定前列腺增生病人排尿的梗阻程度。

前列腺增生症的治疗有多种方法，一般前列腺增生病人若长期症状很轻，不影响生活与睡眠，无需治疗，可等待观察，密切随访。药物治疗多选用 α 受体阻滞剂、5α 还原酶抑制剂和植物类药。其次就是手术、激光等治疗手段，但其都有各自的适用范围，不可冒然采用。

【临床应用】

王氏[3]临床应用膈下逐瘀汤加减，治疗男性前列腺增生症取得良好的效果。本病可归属于中医学中"癃闭"的范畴。癃闭之名，首见于《内经》。《素问·五常政大论》说："其病癃闭，邪伤肾也。"《灵枢·五味》曰："酸走筋，多食之，令人癃。"《素问·宣明五气》篇谓："膀胱不利为癃，不约为遗溺。"明确指出了癃闭的病因在于外邪伤肾和饮食不节，病机在于膀胱不利。罹患癃闭之人，以老年人居多，盖老年人肾气日衰，阴阳失调，气机不运，气化无权，则血气为之不利，血气不利则留而为瘀，瘀阻膀胱尿道，则见小便不通，或排尿困难，点滴不畅，或尿如细线，小腹胀满疼痛，舌紫暗有瘀斑瘀点，脉涩等症。治宜行瘀散结，通利水道，方以膈下逐瘀汤酌加通利之品，达到方证相应，审因论治的目的，则其取效甚捷。但治癃闭之法万不可拘泥于活血化瘀一法，尚有提壶揭盖，塞因塞用之法。中医学认为小便的排泄，除了肾的气化，尚需肺的通调，脾的转输等功能配合。所谓：下之病当求之于上，欲降之法当先升提肺气，肺气开宣，则清气自升，浊气自降，此即为提壶揭盖，升清降浊之法。故临证中可在原方或基础方上稍加开宣肺气、升提中气之桔梗、杏仁、升麻、柴胡等，下病上治。另外，对于证见，面色㿠白，神气怯弱，小腹坠胀，时欲小便而不得出，或量极少而不畅，神疲乏力，食欲不振，气短声低，畏寒肢冷，腰膝冷而酸软无力，舌淡胖，苔薄白，脉沉细弱等。不可起手即予活血化瘀，通利水道之品，因当塞因塞用，温补脾肾为先，只有肾气充盛，方可化瘀通利，否则不但正气日渐被攻伐而得不到补益，反致邪气结聚渐深，导致疾病日益加重不可挽回。

【病案举例】

孙某[3]，男，70岁，农民。因"尿频、尿痛、尿涩1个月余"来就诊。彩超提示为"老年性前列腺增生Ⅱ度"。症见：小便排出不畅，尿如细线或有分叉，每次排尿需分几段才能排出，非常吃力，尿道涩痛，有排不尽感，甚至小便阻塞不通，会阴憋胀，小腹胀满隐痛。舌质暗，有瘀斑，脉弦涩。治宜：活血祛瘀，散结利水。方用膈下逐瘀汤加减：桃仁10g，红花10g，赤芍12g，牡丹皮12g，桂枝10g，茯苓20g，川芎10g，当归15g，五灵脂15g，乌药10g，莪术12g，水蛭6g，薏苡仁15g，冬瓜仁20g，泽泻15g，车前子20g，牛膝20g，肉苁蓉30g，郁李仁20g。服7剂后，小便已较前畅通，大便利，但觉胃中难受不适，仍有尿道涩痛及排不尽感，会阴部憋胀。予前方去五灵脂、莪术、水蛭，加丹参15g、黄芪20g以益气通阳，砂仁10g以调脾和胃，继服7剂后，症状逐渐缓解。守原方，酌加王不留行30g活血通络、祛瘀通腑，连服14剂以巩固疗效。

按： 本病属中医"癃闭"范畴，证属瘀血阻络，精关不利，膀胱气化失常。《素问·上古天真论》曰："丈夫八岁，肾气实，发长齿更；二八，肾气盛，天癸至，精气溢泻，阴阳和，故能有子；三八，肾气平均，筋骨劲强，故真牙生而长极；四八，筋骨隆盛，肌肉满壮；五八，肾气衰，发堕齿槁；六八，阳气衰竭于上，面焦，发鬓颁白；七八，肝气衰，筋不能动，天癸竭，精少，肾藏衰，形体皆极；八八，则齿发去。"中医认为本病的病因病机是：男子"八八"之年，肾气虚衰，阴阳不足，以致气化不利，血行不畅，导致前列腺因血凝聚而增生肥大，治疗应根据"腑以通为用"和"虚则补之，实则泻之"的原则，着眼于"通"字。《医林改错》云："结块者，必有形之血也。"故治疗以"活血化瘀"为原则。方中桃仁、红花、赤芍、牡丹皮、当归共奏活血祛瘀之效；五灵脂、莪术、水蛭共奏破瘀散结之功；桂枝、茯苓化气行水；薏苡仁、冬瓜仁、泽泻、车前子渗湿利水；牛膝取其引药下行之意；当归、赤芍、川芎配肉苁蓉、郁李仁养血润肠通便，取其"通后窍以利前阴"之意。

总而言之，膈下逐瘀汤系清代名医王清任所创活血化瘀系列方之一，主治膈膜以下、上腹部血瘀病证以及泄泻等，主要适用于膈下血瘀所引起的两胁肋及腹部胀痛，且痛处固定不移。膈下逐瘀汤以当归、川芎、桃仁、红花为基础药，几味药都有活血祛瘀的功效；五灵脂入肝经，味咸性温，散瘀止痛，通利血脉；牡丹皮清热凉血，活血散瘀，可去血分瘀热、散积中之瘀；方中再配香附、延胡索、乌药、枳壳增强疏肝行气止痛之功效。其治疗范围非常广泛。因此在具体的临床应用中须根据病时长短、邪正盛衰、主要证侯表现、伴随兼夹症状等，辨清虚实主次。气滞血阻者，以理气活血为法；但又当区别以何为主，血瘀为主者，予以活血祛瘀散结；若正气已虚，则当顾及正气，采用扶正祛瘀法；若病久正气大伤，又当补益气血培本为主，攻邪次之。故临证时，要灵活而又不失其本，不忘其根，真正做到辨证而论治。对于临床应用加减：如血瘀气滞较甚，正气不衰，可适当加三棱、莪术；积块日久、血络瘀结，中气大伤，运化无权，则应加党参、白术等补益正气之品。

参考文献

[1] 华锦煊. 腹直肌劳伤性腹痛证治浅析. 安徽中医学院学报, 1995, 14 (2): 45.

[2] 陈建平. 膈下逐瘀汤加减从瘀分型论治小儿久泻48例. 安徽中医临床杂志, 2003, 15 (2): 92.

[3] 王艳. 膈下逐瘀汤的临床应用. 甘肃中医学院学报, 2007, 24 (1): 34-35.

下篇

实验研究

第一节 膈下逐瘀汤中组成药物的药理研究

灵脂二钱炒　当归三钱　川芎二钱　桃仁三钱研泥　丹皮二钱　赤芍二钱　乌药二钱　延胡索一钱　甘草三钱　香附钱半　红花三钱　枳壳钱半。水煎服。

一、五灵脂[1]

[出处]《开宝本草》

[别名] 药本（侯宁极《药谱》），寒号虫粪（《开宝本草》），寒雀粪（《中药志》）。

[来源] 为鼯鼠科动物橙足鼯鼠和飞鼠等的干燥粪便。全年可采，但以春、秋为多，春采者品质较仕。采得后，拣净砂石、泥土等杂质，按形状分别为灵脂块和灵脂米两类。

[炮制] 拣净杂质，打碎（灵脂块）或筛去灰屑（灵脂米）用。醋灵脂：取净五灵脂，置锅内，文火微炒，随即喷淋米醋，再炒至微干、有光泽为度，取出晾干。酒灵脂：制法同上，惟用黄酒喷淋。

[性味] 苦甘，温。

（1）《开宝本草》：味甘，温，无毒。

（2）《本草汇言》：味甘酸，气平，无毒。

（3）《本经逢原》：苦酸，寒，小毒。

[归经] 入肝、脾经。

（1）《雷公炮制药性解》：入心、肝二经。

（2）《本草经解》：入足厥阴肝经、足太阴脾经。

[功能主治] 生用行血止痛。治心腹血气诸痛，妇女经闭，产后瘀血作痛；外治蛇、蝎、蜈蚣咬伤。炒用止血。治妇女血崩，经水过多，赤带不绝。

（1）《开宝本草》：主疗心腹冷气，小儿五疳，辟疫，治肠风，通利气脉，女子月闭。

（2）《本草图经》：治伤冷积聚及小儿女子方中多用之。

（3）《本草衍义补遗》：能行血止血。治心腹冷气，妇人心痛，血气刺痛。

（4）《本草蒙筌》：行血宜生，止血须炒，通经闭及治经行不止；定产妇血晕，除小儿疳蛔。

（5）《本草纲目》：止妇人经水过多，赤带不绝，胎前产后，血气诸痛；男女一切心腹、胁肋。少腹诸痛，疝痛，血痢、肠风腹痛；身体血痹刺痛，肝疟发寒热，反胃，消渴及痰涎挟血成窠，血贯瞳子，血凝齿痛，重舌，小儿惊风，五痫，癫疾；杀虫，解药毒及蛇蝎蜈蚣伤。

［注意］

（1）《本草纲目》：恶人参，损人。

（2）《本草经疏》：血虚腹痛，血虚经闭，产妇去血过多发晕，心虚有火作痛，病属血虚无瘀滞者，皆所当忌。

［药理作用］

（1）对心血管系统的影响：五灵脂 20mg/kg 股动脉注入使麻醉狗股动脉血流量增加，血管阻力降低。五灵脂水提液 200ug/ml 可显着降低大鼠乳鼠体外培养心肌细胞的耗氧量。

（2）抗凝作用：五灵脂水提液 2.0g/ml 有增强体外纤维蛋白溶解作用。

（3）对子宫的作用：五灵脂水煎剂 2.0×10^{-2} g/ml 或 4.0×10^{-2} g/ml 对离体家兔子宫呈短时间张力提高，几分钟后恢复正常，部分出现后抑制现象，而对频率、幅度影响小。体外试验证明，五灵脂对结核杆菌及多种皮肤真菌有不同程度的抑制作用；还有缓解平滑肌痉挛的作用，临床上也曾用于心绞痛。

（4）抗结核作用：五灵脂对小白鼠实验性结核病有一定的治疗效果，所用复方为连翘、五灵脂各 2g；或连翘、五灵脂、地骨皮、紫草根各 2g。上方对豚鼠实验性结核病也均有一定疗效。

［各家论述］

（1）《开宝本草》：主疗心腹冷气，小儿五疳，辟疫、治肠风，通利气脉，女子月闭。

（2）《本草衍义补遗》：能行血止血。治心腹冷气，妇人心痛，血气刺痛。

（3）《本草蒙筌》：行血宜生，止血须炒，通经闭及治经行不止；定产妇血晕，除小儿疳蛔。

（4）《本草纲目》：止妇人经水过多，赤带不绝，胎前产后，血气诸痛；男女一切心腹、胁肋、少腹诸痛，疝痛，血痢、肠风腹痛；身体血痹刺痛，肝疟发寒热，反胃，消渴及痰涎挟血成窠，血贯瞳子，血凝齿痛，重舌，小儿惊风，五痫，癫疾；杀虫，解药毒及蛇蝎蜈蚣伤。

（5）《本草衍义》：五灵脂行经血有功，不能生血。尝有人病眼中翳，往来不定，如此乃是血所病也。盖心生血，肝藏血，肝受血则能视，目病不治血为背理。

二、当归[1]

[出处]《本经》

[别名] 干归（《神农本草经》）

[炮制] 拣去杂质，洗净，闷润，稍晾至内外湿度适宜时，切片晒干。酒当归：取当归片，用黄酒喷淋均匀，稍闷，置锅内用微火炒，取出，放凉。（每当归片 100 斤，用黄酒 10 斤）

[性味] 甘辛，温。

（1）《本经》：味甘，温。

（2）《吴普本草》：神农、黄帝、桐君、扁鹊：甘，无毒。岐伯、雷公：辛、无毒。李氏：小温。

（3）《名医别录》：辛，大温，无毒。

（4）《本草述》：味苦，温，无毒。

[归经] 入心、肝、脾经。

（1）《汤液本草》：入手少阴、足太阴、厥阴经。

（2）《雷公炮制药性解》：入心、肝、肺三经。

[功能主治] 补血和血，调经止痛，润燥滑肠。治月经不调，经闭腹痛，癥瘕结聚，崩漏；血虚头痛，眩晕，痿痹；肠燥便难，赤痢后重；痈疽疮疡，跌扑损伤。

（1）《本经》：主咳逆上气，温疟寒热洗洗在皮肤中，妇人漏下，绝子，诸恶疮疡金疮，煮饮之。

（2）《名医别录》：温中止痛，除客血内塞，中风痉、汗不出，湿痹，中恶客气、虚冷，补五藏，生肌肉。

（3）《药性论》：止呕逆、虚劳寒热，破宿血，主女子崩中，下肠胃冷，补诸不足，止痢腹痛。单煮饮汁，治温疟，主女人沥血腰痛，疗齿疼痛不可忍。患人虚冷加而用之。

（4）《日华子本草》：治一切风，一切血，补一切劳，破恶血，养新血及主症癖。

（5）《珍珠囊》：头破血。身行血，尾止血。（《汤液本草》引作“头止血，身和血，梢破血。”

[注意] 湿阻中满及大便溏泄者慎服。

（1）《本草经集注》：恶䕡茹。畏菖蒲、海藻、牡蒙。

（2）《药对》：恶湿面，畏生姜。

（3）《本草经疏》：肠胃薄弱，泄泻溏薄及一切脾胃病恶食、不思食及食不消，并禁用之，即在产后胎前亦不得入。

（4）《本草汇言》：风寒未清，恶寒发热，表证外见者，禁用之。

[药理作用]

（1）对子宫平滑肌的作用：当归含有兴奋和抑制子宫平滑肌的两种成分，具有双向性作用。抑制成分主要为挥发油，兴奋成分为水溶性或醇溶性而乙醚不溶性的非挥发性物质。

（2）对心血管系统的作用：对心脏的作用，当归煎剂或根及叶中所含挥发油可使心肌收缩频率明显受到抑制。据江苏省中医研究所报道，当归流浸膏及醚提取物能降低心肌兴奋性，使不应期显着延长。另据报道，当归煎剂、水提物及其有效成分阿魏酸钠均能增加小鼠心肌摄取 86 视网膜母细胞瘤肿瘤抑制蛋白的能力，使心肌营养性血流量分别增加 36.3%、40.6% 和 46%，说明当归能使心肌毛细血管开放增多。静脉注射当归注射液能减少麻醉犬冠脉闭塞时心肌梗死范围（$P < 0.001$）

[各家论述]

（1）《注解伤寒论》：脉者血之府，诸血皆属心，凡通脉者必先补心益血，故张仲景治手足厥寒，脉细欲绝者，用当归之苦温以助心血。

（2）《主治秘诀》云：当归，其用有三：心经本药一也，和血二也，治诸病夜甚三也。治上、治外，须以酒浸，可以溃坚，凡血受病须用之。眼痛不可忍者，以黄连、当归根酒浸煎服。又云：血壅而不流则痛，当归身辛温以散之，使气血各有所归。

（3）李杲：当归头，止血而上行；身养血而中守；梢破血而下流；全活血而不走。

（4）《汤液本草》：当归，入手少阴，以其心主血也；入足太阴，以其脾裹血也；入足厥阴，以其肝藏血也。头能破血，身能养血，尾能行血，用者不分，不如不使。若全用，在参、芪皆能补血；在牵牛、大黄，皆能破血，佐使定分，用者当知。从桂、附、茱萸则热；从大黄、芒硝则寒。惟酒蒸当归，又治头痛，以其诸头痛皆属木，故以血药主之。

（5）《韩氏医通》：当归主血分之病，川产力刚可攻，秦产力柔宜补。凡用本病宜酒制，而痰独以姜汁浸透，导血归源之理，熟地黄亦然。血虚以人参、石脂为佐，血热配以生地黄、姜黄、条芩，不绝生化之源；血积配以大黄，妇人形肥，血化为痰，二味姜浸，佐以利水药。要之，血药不容舍当归，故古方四物汤以为君，芍药为臣，地黄分生熟为佐，川芎为使，可谓典要云。

（6）《本草汇编》：当归治头痛，酒煮服，取其清浮而上也。治心痛，酒调末服，取其浊而半沉半浮也。治小便出血，用酒煎服，取其沉入下极也，自有高低之分如此。王海藏言，当归血药，如何治胸中咳逆上气，按当归其味辛散，乃血中气药也，况咳逆上气，有阴虚阳无所附者，故用血药补阴，则血和而气降矣。

三、川芎[1]

[出处]《汤液本草》

[别名] 山鞠穷（《左传》），芎䓖（《神农本草经》），香果（《吴普本草》），胡䓖（《别录》），马衔芎䓖（陶弘景），雀脑芎，京芎（《本草图经》），贯芎（（珍珠囊）），抚芎（《丹溪心法》），台芎（《本草蒙筌》），西芎（《本草纲目》）。

[来源] 为伞形科植物川芎的根茎。平原栽培者以小满后 4~5 天收采为佳，山地栽培者多在 8~9 月采收。将根茎挖出，除净茎叶及泥沙，洗净，晒干或烘干，再用撞笼撞去须根。

[炮制] 川芎：拣去杂质，分开大、小个，用水浸泡，晒晾，闷润后切片，干燥。酒川芎：取川芎片用黄酒喷洒均匀，稍闷，置锅内炒至微焦为度，取出放凉（每川芎片 100 斤，用黄酒 12 斤 8 两）。

[性味] 辛，温。

（1）《神农本草经》：味辛，温。

（2）《吴普本草》：黄帝、岐伯、雷公：辛，无毒，香。扁鹊：酸，无毒。李氏：生温，熟寒。

（3）《唐本草》：味苦辛。

（4）《本草正》：味辛微甘，气温。

[归经] 入肝、胆经。

（1）《汤液本草》：入手足厥阴经、少阳经。

（2）《药品化义》：入肝、脾、三焦三经。

[功能主治] 行气开郁，法风燥湿，活血止痛。治风冷头痛旋晕，胁痛腹疼，寒痹筋挛，经闭，难产，产后瘀阻块痛，痈疽疮疡。用于月经不调，经闭痛经，癥腹痛，胸胁刺痛，跌扑肿痛，头痛，风湿痹痛。

（1）《神农本草经》：主中风入脑头痛，寒痹，筋挛缓急，金创，妇人血闭无子。

（2）《名医别录》：除脑中冷动，面上游风去来，目泪出，多涕唾，忽忽如醉，诸寒冷气，心腹坚痛，中恶，卒急肿痛，胁风痛，温中内寒。

（3）陶弘景：齿根出血者，含之多瘥。

（4）《药性论》：治腰脚软弱，半身不遂，主胞衣不出，治腹内冷痛。

（5）《日华子本草》：治一切风，一切气，一切劳损，一切血，补五劳，壮筋骨，调众脉，破症结宿血，养新血，长肉，鼻洪，吐血及溺血，痔瘘，脑痛发背，瘰疬瘿赘，疮疖，及排脓消瘀血。

［注意］阴虚火旺，上盛下虚及气弱之人忌服。

（1）《本草经集注》：白芷为之使。恶黄连。

（2）《品汇精要》：久服则走散真气。

（3）《本草蒙筌》：恶黄芪、山茱、狼毒。畏硝石、滑石、黄连。反藜芦。

（4）《本草经疏》：凡病人上盛下虚，虚火炎上，呕吐咳嗽，自汗、易汗、盗汗，咽干口燥，发热作渴烦躁，法并忌之。

（5）《本草从新》：气升痰喘不宜用。

（6）《得配本草》：火剧中满，脾虚食少，火郁头痛皆禁用。

［药理作用］

（1）对中枢神经系统的作用：川芎有明显的镇静作用。川芎挥发油少量时对动物大脑的活动具有抑制作用，而对延脑呼吸中枢、血管运动中枢及脊髓反射中枢具有兴奋作用。川芎煎剂分别给大、小鼠灌胃均能抑制其自发活动，使戊巴比妥钠引起的小鼠睡眠时间延长，并能对抗咖啡因的兴奋作用。用川芎煎剂 25～50g/kg 灌胃，能抑制大鼠的自发活动，对小鼠的镇静较大鼠更明显；它还能延长戊巴比妥的睡眠时间，但不能颉颃咖啡因的兴奋，也不能防止五甲烯四氮唑、可卡因的惊厥或致死作用。

（2）对冠脉循环的作用：川芎水提液及其生物碱能扩张冠状和血管，增加冠脉血流量，改善心肌缺氧状况。川芎嗪静脉注射的药物动力学研究表明，川芎嗪主要分布于血流丰富的大循环和组织。对血管平滑肌具有解痉作用；对由肾上腺或氯化钾引起的血管痉挛有缓解作用。川芎嗪可显着降低离体大鼠肺动脉环对去甲肾上腺素的反应性；舒张肺动脉并呈剂量依赖关系；促进肺动脉合成释放前列环素，消炎痛可显著抑制川芎嗪舒张肺动脉与促进前列环素合成释放的作用。

四、桃仁[1]

［出处］《本草经集注》

［别名］桃核仁（《本经》）。

［来源］为蔷薇科植物桃或山桃的种子。6～7 月果实成熟时采摘，

除去果肉及核壳，取出种子，晒干。放阴凉干燥处，防虫蛀、走油。

　　[炮制] 除去硬壳杂质，置沸水锅中煮至外皮微皱，捞出，浸入凉水中，搓去种皮，晒干，簸净。

　　[性味] 苦甘，平。

　　(1)《神农本草经》：味苦，平。

　　(2)《名医别录》：甘，无毒。

　　(3)《千金·食治》：味苦甘辛，平，无毒。

　　[归经] 入心、肝、大肠经。

　　(1)《汤液本草》：入手、足厥阴经。

　　(2)《雷公炮制药性解》：入肝、大肠二经。

　　(3)《本草经解》：入手太阴肺经，手少阴心经，足太阴脾经。

　　[功能主治] 破血行瘀，润燥滑肠。治经闭，癥瘕，热病蓄血，风痹，疟疾，跌打损伤，瘀血肿痛，血燥便秘。

　　(1)《神农本草经》：主瘀血，血闭癥瘕，邪气，杀小虫。

　　(2)《名医别录》：止咳逆上气，消心下坚，除卒暴击血，破癥瘕，通脉，止痛。

　　(3) 孟诜：杀三虫，止心痛。

　　(4)《医学启源》：治大便血结。

　　(5) 李杲：治热入血室，腹中滞血，皮肤血热燥痒，皮肤凝聚之血。

　　[注意] 孕妇忌服。

　　(1)《医学入门》：血燥虚者慎之。

　　(2)《本草纲目》：香附为之使。

　　(3)《本草经疏》：凡经闭不通由于血枯，而不由于瘀滞；产后腹痛由于血虚，而不由于留血结块；大便不通由于津液不足，而不由于血燥秘结，法并忌之。

　　[药理作用]

　　(1) 祛瘀血作用：本品水煎醇沉液可使离体兔耳静脉血管流量增加，有舒张血管作用。给麻醉犬动脉注射，能增加股动脉血流量及降低血管阻力，对血管壁有直接扩张作用。本品还有抑制血液凝固和溶血作用。桃仁提取物 50mg/ml，脾动脉内给药可使麻醉大鼠肝脏微循环内血流加速，并与剂量相关，提示对肝脏表面微循环有一定的改善作用。

　　(2) 抗炎作用：本品在的蛋白成分中的两个均一蛋白成分，静脉注射给药，对二甲苯所致小鼠耳急性炎症反应，均有显着抑制作用。

　　(3) 抗过敏作用：桃仁水提物能抑制小鼠血清中的皮肤过敏抗体

及鼹鼠脾溶血性细胞的产生，其乙醇提取物口服能抑制小鼠含有皮肤过敏性抗体的抗血清引起的被动皮肤过敏反应的色素渗出量。

（4）其他作用：苦杏仁苷，有镇咳作用。桃仁中的脂肪油（扁桃油）有驱虫作用，对蛲虫的驱虫效果为80.8%，对蛔虫效果为70%。

[各家论述]

（1）成无己：肝者血之源，血聚则肝气燥，肝苦急，急食甘以缓之。桃仁之甘以缓肝散血，故张仲景抵当汤用之，以治伤寒八、九日，内有蓄血，发热如狂，小腹满痛，小便自利者。又当汗失汗，热毒深入，吐血及血结胸，烦躁谵语者，亦以此汤主之。与虻虫、水蛭、大黄同用。

（2）《用药心法》：桃仁，苦以泄滞血，甘以生新血，故凝血须用。又去血中之热。

（3）《本草纲目》：桃仁行血，宜连皮尖生用；润燥活血，宜汤浸去皮尖炒黄用，或麦麸同炒，或烧存性，各随本方。

（4）《本草经疏》：夫血者阴也；有形者也，周流夫一身者也，一有凝滞则为癥瘕，瘀血血闭，或妇人月水不通，或击扑损伤积血，及心下宿血坚痛，皆从足厥阴受病，以其为藏血之脏也。桃核仁苦能泄滞，辛能散结，甘温通行而缓肝，故主如上等证也。心下宿血去则气自下，咳逆自止。味苦而辛，故又能杀小虫也。桃仁性善破血，散而不收，泻而无补，过用之，及用之不得其当，能使血下不止，损伤真阴。

（5）《药品化义》：桃仁，味苦能泻血热，体润能滋肠燥。若连皮研碎多用，走肝经，主破蓄血，逐月水，及遍身疼痛，四肢木痹，左半身不遂，左足痛甚者，以其舒经活血行血，有去瘀生新之功，若去皮捣烂少用，入大肠，治血枯便闭，血燥便难，以其濡润凉血和血，有开结通滞之力。

（6）《本经逢原》：桃仁，为血瘀血闭之专药。苦以泄滞血，甘以生新血。毕竟破血之功居多，观《本经》主治可知。仲景桃核承气、抵当汤，皆取破血之用。又治热入血室，瘀积癥瘕，经闭，疟母，心腹痛，大肠秘结，亦取散肝经之血结。熬香治颓疝痛痒，《千金》法也。

五、牡丹皮[1]

[出处]《珍珠囊》，《本经》原作牡丹

[别名] 牡丹根皮（《纲目》），丹皮（《本草正》），丹根（《贵州民间方药集》）。

[来源] 为毛茛科植物牡丹的根皮。选择栽培3～5年的牡丹，于

秋季或春初采挖，洗净泥土，除去须根及茎苗，剖取根皮，晒干。或刮去外皮后，再剖取根皮晒干。前者称为原丹皮，后者称为刮丹皮。

［炮制］牡丹皮：拣去杂质，除去木心，洗净，润透，切片，晾干。炒丹皮：将丹皮片入热锅内，不断翻炒至略有黄色焦斑时，取山，凉透。丹皮炭：取牡丹皮片入锅内，以武火炒至焦黑色，存性为度，喷淋清水，取出，凉透。

［性味］辛苦，凉。

（1）《神农本草经》：味辛，寒。

（2）《滇南本草》：性寒，味酸辛。

（3）《本草备要》：辛甘，微寒。

［归经］入心、肝、肾经。

（1）《珍珠囊》：手厥阴、足少阴。

（2）《本草纲目》：手足少阴、厥阴四经。

（3）《雷公炮制药性解》：入肺经。

［功能主治］清热，凉血，和血，消瘀。治热入血分，发斑，惊痫，吐、衄、便血，骨蒸劳热，经闭，癥瘕，痈疡，扑损。

（1）《神农本草经》：主寒热，中风瘛疭、痉、惊痫邪气，除症坚瘀血留舍肠胃，安五脏，疗痈疮。

（2）《名医别录》：除时气头痛，客热五劳，劳气头腰痛，风噤，癫疾。

（3）《药性论》：治冷气，散诸痛，治女子经脉不通，血沥腰疼。

（4）《日华子本草》：除邪气，悦色，通关腠血脉，排脓，通月经，消扑损瘀血，续筋骨，除风痹，落胎下胞，产后一切冷热血气。

（5）《珍珠囊》：治肠胃积血、衄血、吐血，无汗骨蒸。

［注意］血虚有寒，孕妇及月经过多者慎服。

（1）《本草经集注》：畏菟丝子。

（2）《古今录验方》：忌胡荽。

（3）《唐本草》：畏贝母、大黄。

（4）《日华子本草》：忌蒜。

（5）《本经逢原》：自汗多者勿用，为能走泄津液也。痘疹初起勿用，为其性专散血．不无根脚散阔之虑。

（6）《得配本草》：胃气虚寒，相火衰者，勿用。

［药理作用］

（1）对中枢的作用：小鼠腹腔注射或口服牡丹酚，具有镇静、催眠、镇痛作用；使正常小鼠体温降低（腹腔注射或灌胃），对人工发热

小鼠（注射伤寒和副伤寒杆菌所致）也有退热作用；还有抗电休克或药物引起的惊厥的作用

（2）降压作用：静脉注射丹皮水煎剂（相当生药 0.75g/kg），对麻醉犬、猫和大鼠皆有降压作用；牡丹酚和除去牡丹酚的水煎液，在急性动物实验中亦有降压效力；实验性高血压（原发型和肾型）犬或大鼠口服，都能出现一定降压作用，但作用出现较慢，可能由于在胃肠道吸收缓慢。

（3）抗菌作用：试管内对白色葡萄球菌、枯草杆菌、大肠杆菌、伤寒杆菌等有较强抗菌作用。牡丹皮对痢疾杆菌、伤寒杆菌等作用显著（试管内两倍稀释法），在 pH7.0～7.6 杀菌力最强。琼脂平板挖沟法等也证明对伤寒杆菌、痢疾杆菌、副伤寒杆菌、大肠杆菌。变形杆菌、绿脓杆菌、葡萄球菌、溶血性链球菌、肺炎球菌、霍乱弧菌等多种细菌都有不同程度的抑制作用。牡丹酚在试管内对大肠杆菌、枯草杆菌、金黄色葡萄球菌等也有抑制作用。丹皮浸液在试管内对铁锈色小芽胞菌等10 种皮肤真菌也有一定抑制作用。

（4）其他作用：牡丹酚对大鼠后肢足蹠浮肿有抑制作用，并能降低血管通透性，牡丹皮除去牡丹酚后即失去上述作用。用鸡胚实验表明，牡丹皮有一定抗病毒作用，但给小鼠灌胃、再感染流感病毒，则结果不一，故其抗病毒作用尚不能肯定。

喜马拉雅山产之喜马牡丹热浸液对各种动物子宫均有兴奋作用，但对蛙心则抑制，对兔、豚鼠肠管有解痉作用。药用牡丹之乙醇提取物，蒸去乙醇，对蛙心有洋地黄样作用，能兴奋子宫，抑制大鼠及兔肠管，轻度降低大白鼠血压，但无镇痛及抗惊厥作用（电休克及五甲烯四氮唑的休克）。

［各家论述］

（1）张元素：牡丹皮，治神志不足，神不足者手少阴，志不足者足少阴，故仲景八味丸用之，能泻阴中之火。牡丹皮入手厥阴、足少阴，治无汗骨蒸；地骨皮（入）足少阴、手少阳，治有汗骨蒸也。牡丹皮治无汗之骨蒸，须与青蒿子、天麦门冬、沙参、地黄、五味子、牛膝、枸杞之属同用，始得其力。

（2）李杲：心虚肠胃积热，心火炽甚，心气不足者，以牡丹皮为君。

（3）《本草纲目》：牡丹皮，治手足少阴、厥阴四经血分伏火。盖伏火即阴火也，阴火即相火也，古方惟以此治相火，故仲景肾气丸用之。后人乃专以黄柏治相火，不知丹皮之功更胜也。赤花者利，白花者补，人亦罕悟，宜分别之。

（4）《本草经疏》：牡丹皮，其味苦而微辛，其气寒而无毒，辛以散结聚，苦寒除血热，入血分，凉血热之要药也。寒热者，阴虚血热之候也。中风瘛疭、痉、惊痫，皆阴虚内热，营血不足之故。热去则血凉，凉则新血生、阴气复，阴气复则火不炎而无因热生风之证矣，故悉主之。痈疮者，热壅血瘀而成也。凉血行血，故疗痈疮。辛能散血，苦能泻热，故能除血分邪气，及症坚瘀血留舍肠胃。脏属阴而藏精，喜清而恶热，热除则五脏自安矣。《名医别录》并主时气头痛客热，五劳劳气，头腰痛者，泄热凉血之功也。甄权又主经脉不通，血沥腰痛，此皆血因热而枯之候也。血中伏火，非此不除，故治骨蒸无汗，及小儿天行痘疮，血热。东垣谓心虚肠胃积热，心火炽甚，心气不足者，以牡丹皮为君，亦此意也。

（5）《本草汇言》：沈拜可先生曰：按《深师方》用牡丹皮，同当归、熟地则补血；同莪术、桃仁则破血；同生地、芩、连则凉血；同肉桂、炮姜则暖血；同川芎、白芍药则调血；同牛膝、红花则活血；同枸杞、阿胶则生血；同香附、牛膝、归、芎，又能调气而和血。若夫阴中之火，非配知母、白芍药不能去；产后诸疾，非配归、芎、益母不能行。又欲顺气疏肝，和以青皮、柴胡；达痰开郁，和以贝母、半夏。若用于疡科排脓、托毒、凉血之际，必协乳香、没药、白芷、羌活、连翘、金银花辈，乃有济也。牡丹皮，清心，养肾，和肝，利包络，并治四经血分伏火。血中气药也。善治女人经脉不通，及产后恶血不止。又治衄血吐血，崩漏淋血，跌扑瘀血，凡一切血气为病，统能治之。盖其气香，香可以调气而行血；其味苦，苦可以下气而止血；其性凉，凉可以和血而生血；其味又辛，辛可以推陈血，而致新血也。故甄权方治女人血因热而将枯，腰脊疼痛，夜热烦渴，用四物重加牡丹皮最验。又古方用此以治相火攻冲，阴虚发热。又按《本经》主寒热，中风瘛疭、痉、惊痫邪气诸症，总属血分为害。然寒热，中风，此指伤寒热入血室之中风，非指老人气虚痰厥之中风也。其文先之以寒热二字，继之以瘛疭惊痫可知已，况瘛疭、惊痫，正血得热而变现，寒热又属少阳所主者也。

六、赤芍[1]

[出处]《本草经集注》

[别名] 木芍药（崔豹《古今注》），红芍药（《圣济总录》），赤芍（《药品化义》），臭牡丹根（《青海药材》）。

[炮制] 赤芍药：拣去杂质，分开大小条，用水洗泡约七、八成

透，捞出，晒晾，润至内外湿度均匀，切片，晒干。炒赤芍药：取赤芍药片置锅内炒至微有焦点为度，取出凉透。

[性味] 酸苦，凉。

（1）《神农本草经》：味苦，平。

（2）《吴普本草》：桐君：甘，无毒。岐伯：咸。李氏：小寒。雷公：酸。

（3）《名医别录》：酸，平微寒，有小毒。

（4）《本草衍义》：味涩苦。

[归经] 入肝、脾经。

（1）《珍珠囊》：足太阴脾经。

（2）《汤液本草》：入手足太阴经。

（3）《本草经疏》：手足太阴引经药，入肝、脾血分。

（4）《药品化义》：入肝、小肠二经。

（5）《本草经解》：入心与小肠。

[功能主治] 行瘀，止痛，凉血，消肿。治瘀滞经闭，疝瘕积聚，腹痛，胁痛，衄血，血痢，肠风下血，目赤，痈肿。

（1）《神农本草经》：主邪气腹痛，除血痹，破坚积，寒热疝瘕，止痛，利小便，益气。

（2）《名医别录》：通顺血脉，缓中，散恶血，逐贼血，去水气，利膀胱大小肠，消痈肿，时行寒热，中恶腹痛，腰痛。

（3）《药性论》：治肺邪气，腹中疗痛，血气积聚，通宣脏腑拥气，治邪痛败血，主时疾骨热，强五脏，补肾气，治心腹坚胀，妇人血闭不通，消瘀血，能蚀脓。

（4）《日华子本草》：治风补劳，主女人一切病并产前后诸疾，通月水，退热除烦，益气，天行热疾，瘟瘴惊狂，妇人血运，及肠风泻血；痔瘘、发背、疮疥，头痛，明目，目赤，胬肉。

（5）《开宝本草》：别本注云，利小便，下气。

[注意] 血虚者慎服。

（1）《本草经集注》：须（一作"雷"）丸为之使。恶石斛、芒硝。畏消石、鳖甲、小蓟。反藜芦。

（2）《本草衍义》：血虚寒人，禁此一物。

（3）《本草经疏》：赤芍药破血，故凡一切血虚病，及泄泻，产后恶露已行、少腹痛已止，痈疽已溃，并不宜服。

[药理作用]

（1）解痉作用：关于芍药解除腹部挛急的研究，由于所用的剂型、成分和动物种属不同，实验结果殊不一致。目前认为芍药苷具有较好的解痉作用。早年报道浸出液对家兔离体肠管表现抑制作用，但高浓度则先兴奋后抑制。在以后的试验中，对兔离体或在位的肠管常呈兴奋作用，高浓度方有抑制或解痉作用。芍药苷对豚鼠、大鼠的离体肠管和在位胃运动，以及大鼠子宫平滑肌均表现抑制，并能颉颃催产素引起的收缩；甘草之甲醇提取成分 FM100 与芍药苷表现协同作用。

（2）对循环系统的作用：芍药苷可以引起豚鼠血压下降，其降压程度与剂量有关，对豚鼠离体心脏影响不大，但可使狗冠状血流量增加，其效力为罂粟碱的 1/20，亚硝酸甘油的 1/250，并能增加犬后肢血流量，其效力为罂粟碱的 1/100，亚硝酸甘油的 1/4500，芍药苷分解为去苯甲酰基芍药苷及苯甲酸，其药理作用即消失，此苷对毒毛旋花子苷 G 引起的豚鼠心律不齐，无明显的颉颃作用。草芍药煎剂对离体蛙心、在位兔心呈抑制作用，对蟾蜍内脏血管及离体兔耳灌流能轻度扩张血管。

（3）镇痛、镇静、抗惊厥作用：用压迫小白鼠尾部测定痛阈的方法，芍药苷及 FM100（二者分别腹腔注射）镇痛作用不显著，如合并应用则起协同作用，口服给药则无论单独或合并应用均无镇痛效果；用醋酸注射于小鼠腹腔，以扭体运动作为疼痛的指标，芍药苷与 FM100 分别（腹腔注射）或合并应用均有显著的镇痛效果。芍药苷有镇静作用，与 FM100 合用能延长环己巴比妥钠对小白鼠的睡眠时间，对电惊厥无颉颃作用，但对五甲烯四氮唑引起的惊厥有弱的颉颃作用。芍药浸膏能颉颃士的宁引起的惊厥。

（4）抗炎、抗溃疡作用：芍药苷有弱的抗炎作用，对角义菜胶及右旋糖酐引起的大白鼠后脚爪浮肿有抑制作用，与 FM100 表现协同，但对小白鼠染料渗出腹腔的抑制作用则极弱。对大白鼠应激性溃疡有预防作用，在结扎幽门之大白鼠，芍药苷与 FM100 在抑制胃液分泌方面有协同作用。但芍药根的提取液则能使胃液酸度分泌轻度上升，改善食欲。

（5）抗菌、解热作用：白芍煎剂在试管内对志贺氏痢疾杆菌有较强的抑菌作用，此外还能抑制葡萄球菌酊剂能抑制绿脓杆菌。芍药煎剂 1:40 在试管内对京科 68-1 病毒和疱疹病毒有抑制作用，白芍浸剂对某些致病性真菌亦表现抑制。芍药苷对小白鼠正常体温有降温作用，对人工发热之小鼠有解热作用。

　［各家论述］

（1）论赤芍止痛：①陶弘景：芍药赤者小利，俗方以止痛，乃不减当归。(《本草经集注》)②李东垣：赤芍药破瘀血而疗腹痛，烦热亦解。仲景方中多用之者，以其能定寒热，利小便也。(《用药法象》)

(2)论赤芍为肝家血分要药：①缪希雍：木芍药色赤，赤者主破散，主通利，专入肝家血分，故主邪气腹痛。其主除血痹、破坚积者，血瘀则发寒热，行血则寒热自止，血痹疝瘕皆血凝滞而成，肢凝滞之血，则痹和而疝瘕自消。凉肝故通顺血脉，肝主血，入肝行血，故散恶血，逐贼血。营气不和则逆于肉里，结为痈肿，行血凉血，则痈肿自消。妇人经行属足厥阴肝经，入肝行血，故主经闭。肝开窍于目，目赤者肝热也，酸寒能凉肝，故治目赤。肠风下血者，湿热肠血也，血凉则肠风自止矣。(《本草经疏》)②贾所学：赤芍，味苦能泻，带酸入肝，专泻肝火。盖肝藏血，用此清热凉血。入洞然汤，治暴赤眼；入犀角汤，清吐衄血。入神仙活命饮，攻诸毒热壅，以消散毒气；入六一顺气汤，泻大肠闭结，使血脉顺下。以其能主降，善行血滞，调女人之经，消瘀通乳；以其性禀寒，能解热烦，祛内停之湿，利水通便。较白芍味苦重，但能泻而无补。(《药品化义》)

(3)论赤芍、白芍功效之异同：赤芍与白芍主治略同，但白则有敛阴益营之力，赤则止有散邪行血之意；白则能于土中泻木，赤则能于血中活滞。故凡腹痛坚积，血瘕疝痹，经闭目赤，因于积热而成者，用此则能凉血逐瘀，与白芍主补无泻，大相远耳。(《本草求真》)

七、乌药[1]

[出处]《本草拾遗》

[来源]为樟科植物乌药的根。冬、春二季采挖；以初夏采者粉性大，质量好。挖取后，除去须根，洗净晒干，商品称为乌药个。如刮去栓皮，切片，烘干者，称为乌药片。

[炮制]拣去杂质，分开大小条，用水泡透，根据季节注意换水，防止发臭，及时捞出切片。如已在鲜时切片者，筛去灰屑。

[性味]辛，温。

(1)《开宝本草》：味辛，温，无毒。

(2)《药品化义》：味辛带微苦，性温。

[归经]入脾、肺、肾、膀胱经。

(1)《汤液本草》：入足阳明、少阴经。

(2)《雷公炮制药性解》：入肺、脾二经。

(3)《本草经解》：入足厥阴肝经、手太阴肺经。

(4)《本草从新》：上入脾、肺，下通膀胱与肾。

[功能主治] 顺气，开郁，散寒，止痛。治气逆胸腹胀痛，宿食不消，反胃吐食，寒疝，脚气，小便频数。

(1)《本草拾遗》：主中恶心腹痛，宿食不消，天行疫瘴，膀胱肾间冷气攻冲背膂，妇人血气，小儿腹中诸虫。

(2)《日华子本草》：治一切气，除一切冷，霍乱及反胃吐食．泻痢，痈疖疥癞，并解冷热。

(3) 王好古：理元气。

(4)《本草纲目》：治中气，脚气，疝气，气厥头痛，肿胀喘息，止小便数及白浊。

(5)《本草通玄》：理七情郁结，气血凝停，霍乱吐泻，痰食稽留。

(6)《玉楸药解》：破瘀泄满，止痛消胀。

[注意] 气虚、内热者忌服。

(1)《医学入门》：疏散宣通，甚于香附，不可多服。

(2)《本草经疏》：病属气虚者忌之。妇人月事先期，小便短赤，及咳嗽内热，口渴、口干、舌苦，不得眠，一切阴虚内热之病，皆不宜服。

(3)《本经逢源》：不可见火。

[药理作用]

(1) 挥发油的兴奋作用：内服时，有兴奋大脑皮质的作用，并有促进呼吸，兴奋心肌，加速血循环，升高血压及发汗的作用。局部外用使局部血管扩张，血循环加速，缓和肌肉痉挛性疼痛。

(2) 抑菌作用：对金黄色葡萄球菌，甲型溶血性链球菌，伤寒杆菌，变形杆菌，绿脓杆菌，大肠杆菌均有抑制作用。

(3) 对消化道的影响：有报导乌药对胃肠平滑肌有双重作用，此外，乌药能增加消化液的分泌。

(4) 止血作用：体外实验证明，乌药干粉能明显缩短家兔血浆再钙化时间，促进血凝及良好的止血作用。

(5) 其他作用：用乌药长期喂大鼠，可使体重增加，并对小鼠肉瘤－180有抑制作用。其龙脑可发汗、兴奋、镇痉、驱虫等。

[各家论述]

(1)《本草拾遗》：主中恶心腹痛，宿食不消，天行疫瘴，膀胱肾间冷气攻冲背膂，妇人血气，小儿腹中诸虫。

(2)《日华子本草》：治一切气，除一切冷，霍乱及反胃吐食，泻痢，痈疖疥癞，并解冷热。

(3) 王好古：理元气。

（4）《本草纲目》：治中气，脚气，疝气，气厥头痛，肿胀喘息，止小便数及白浊。

（5）《本草通玄》：理七情郁结，气血凝停，霍乱吐泻，痰食稽留。

（6）《玉楸药解》：破瘀泄满，止痛消胀。

八、延胡索[1]

[出处]《本草拾遗》

[别名] 延胡（《雷公炮炙论》），玄胡索（《济生方》），元胡索（《药品化义》）。

[来源] 为罂粟科植物延胡索的块茎。5～6 月间当茎叶枯萎时采挖。挖取后，搓掉外面浮皮，洗净，分别大小，放入开水中烫煮，随时翻动，至内部无白心呈黄色时，捞出晒干，置于干燥通风处，防潮及虫蛀。

[炮制] 延胡索：拣去杂质，用水浸泡，洗净，晒晾，润至内外湿度均匀，切片或打碎。醋延胡索：取净延胡索，用醋拌匀。浸润，至醋吸尽，置锅内用文火炒至微干，取出，放凉；或取净延胡索，加醋置锅内共煮，至醋吸净，烘干，取出，放凉。（每延胡索 100 斤，用醋 20 斤）

[性味] 辛；苦；温；无毒。

[归经] 肝；胃；心；肺；脾经。

[功能主治] 活血；散瘀；理气；止痛。主心腹腰膝诸痛；月经不调；癥瘕；崩中；产后血晕；恶露不尽；跌打损伤。

[注意] 血热气虚及孕妇忌服。

（1）《品汇精要》：妊娠不可服。

（2）《本草经疏》：经事先期及一切血热为病，法所应禁。

（3）《本草正》：产后血虚或经血枯少不利，气虚作痛者，皆大非所宜。

[药理作用]

（1）对中枢神经系统的影响：镇痛作用：延胡索甲素、丑素均有显着的镇痛作用。

（2）对心血管系统的影响：延胡索醇提物有显着扩张离体兔心和在体猫心的冠状血管、降低冠脉阻力与增加血流量的作用。对麻醉犬冠状动脉的扩张作用最明显，颈内动脉次之。对股动脉也有一定的扩张作用，其扩张血管的作用可能是解除疼痛作用的原因之一。延胡索醇提物还能增加麻醉犬的心输出量、降低血压和总外周阻力，对左心室压和左心室 dp/dtmax 无明显影响。表明延胡索并不加强心肌的收缩力，心输出量增加可能是由于外周血管扩张之故。

(3) 对垂体-肾上腺皮质系统功能的影响：延胡索乙素有兴奋垂体肾上腺系统的作用。给去垂体大鼠注射延胡索乙素并不能引起肾上腺维生素 C 含量下降，表明延胡索乙素兴奋垂体-肾上腺系统的作用在于引起垂体促肾上腺皮质激素的分泌，而不是直接兴奋肾上腺皮质，给大鼠注射戊巴比妥钠 40mg/kg，或注射去氢皮质醇 15mg/kg 后，延胡索乙素引起垂体促肾上腺皮质激素释放的作用消失，说明延胡索乙素的这一作用部位有可能在下视丘。

[各家论述]

(1)《雷公炮炙论》：治心痛欲死。

(2)《日华子本草》：除风，治气，暖腰膝，破症癖，扑损瘀血，落胎，及暴腰痛。

(3)《开宝本草》：主破血，产后诸病，因血所为者。妇人月经不调，腹中结块，崩中淋露，产后血运，暴血冲上，因损下血，或酒摩及煮服。

(4)《医学启源》：治脾胃气结滞不散，主虚劳冷泻，心腹痛，下气消食。

(5)《本草纲目》：活血，利气，止痛，通小便。

(6)《海药本草》：延胡索，主肾气，破产后恶露及儿枕，与三棱、鳖甲、大黄为散，能散气，通经络。蛀蚛成末者，使之惟良，偏生产后病也。

九、香附[1]

[出处]《本草纲目》

[别名] 雀头香（《江表传》），莎草根（《名医别录》），香附子（《唐本草》），雷公头（《本草纲目》），香附米（《本草求真》），猪通草茹（《陆川本草》），三棱草根（《中药志》），苦羌头（《中药材手册》）。

[炮制] 生香附：拣去杂质，碾成碎粒，簸去细毛及细末。制香附：将碾碎之香附放入缸内，用黄酒及米醋拌匀。再用砂糖，加水适量炒烊，然后将香附倒入锅内，与砂糖水充分混合，炒干。（每香附粒 100 斤，用黄酒、米醋各 20 斤，砂糖 6 斤）四制香附：取净香附用米醋、童便、黄酒、炼蜜（加开水烊化），充分拌炒至干透取出。（每生香附 100 斤，用米醋、黄酒、童便各 12.5 斤，炼蜜 6 斤）醋香附：取净香附粒，加醋拌匀，闷一宿，置锅内炒至微黄色，取出晾干。（每香

附粒 100 斤，用醋 20 斤）香附炭：取净香附，置锅内用武火炒至表面焦黑色，内部焦黄色，但须存性，喷淋清水，取出晒干。

[性味] 辛微苦甘，平。

（1）《名医别录》：味甘，微寒，无毒。

（2）《本草衍义》：味苦。

（3）《滇南本草》：性微温，味辛。

（4）《本草纲目》：气平，味辛微苦微甘。

[归经] 入肝、三焦经。

（1）《本草纲目》：手足默阴、手少阳，兼行十二经、八脉气分。

（2）《雷公炮制药性解》：入肺、肝、脾、胃四经。

[功能主治] 理气解郁，止痛调经。治肝胃不和，气郁不舒，胸腹胁肋胀痛，痰饮痞满，月经不调，崩漏带下。①理气解郁：用于肝气郁结之胸胁及胃腹胀痛。配柴胡、青皮治胸胁痛。配高良姜（名良附丸）治胃寒痛。②调经止痛：用于肝气郁结之月经不调、小腹胀痛。配艾叶治寒凝气滞之行经腹痛。

（1）《名医别录》：主除胸中热，充皮毛，久服利人，益气，长须眉。

（2）《唐本草》：大下气，除胸腹中热。

（3）《医学启源》：快气。

（4）李杲：治一切气，并霍乱吐泻腹痛，肾气，膀胱冷，消食下气。

（5）《汤液本草》：治崩漏。

（6）《滇南本草》：调血中之气，开郁，宽中，消食，止呕吐。

[注意] 凡气虚无滞、阴虚血热者忌服，

（1）《本草纲目》：得童子小便、醋、芎䓖、苍术良。

（2）《本草经疏》：凡月事先期者，血热也，法当凉血，禁用此药。

（3）《本草汇言》：独用、多用、久用，耗气损血。

[药理作用]

（1）对子宫的作用。香附子（产于广东）5% 流浸膏，能抑制豚鼠、家兔、猫、犬等离体子宫（已孕及未孕）的收缩，对子宫肌张力的弛缓作用，与当归流浸膏相似，但效力较弱。香附所含的油有微弱的雌激素作用。

（2）镇痛作用。用小鼠电盘刺激法，香附子（采自贵阳）20% 醇提取物 0.5ml/20g 体重皮下注射，能明显提高小鼠痛阈。

（3）抗菌作用。块根有抗菌作用，其提取物对某些真菌有抑制作用。

　　［各家论述］

　　（1）《汤液本草》：香附子，益血中之气药也。方中用治崩漏，是益气而止血也。又能化去凝血，是推陈也。与巴豆同治泄泻不止，又能治大便不通，同意。

　　（2）王好古：香附，凡气郁血气必用之，炒黑能止血，治崩漏，多用亦能走气。

　　（3）《本草衍义补遗》：香附子，必用童便浸，凡血气药必用之，引至气分而生血，此阳生阴长之义也。

　　（4）朱震亨：香附，《本草》不言补，而方家言于老人有益，意有存焉，盖于行中有补理。

　　（5）《本草纲目》：香附之气平而不寒，香而能窜，其味多辛能散，微苦能降，微甘能和。生则上行胸膈，外达皮肤，熟则下走肝肾，外彻腰足。炒黑则止血，得童漫浸炒则入血分而补虚，盐水浸炒则入血分而润燥，青盐炒则补肾气，酒浸炒则行经络，醋浸炒则消积聚，姜汁炒则化痰饮。得参、术则补气，得归、地则补血，得木香则流滞和中，得檀香则理气醒脾，得沉香则升降诸气，得芎䓖、苍术则总解诸郁，得栀子、黄连则能降火热，得茯神则交济心肾，得茴香、破故纸则引气归元，得厚朴、半夏则决壅消胀，得紫苏、葱白则解散郁气，得三棱、莪术则消磨积块，得艾叶则治血气、暖子宫。乃气病之总司，女科之主帅也。飞霞子韩愁云，香附能推陈致新，故诸书皆云益气，而俗有耗气之说、宜于女人不宜于男子者非矣。盖妇人以血用事，气行则无疾；老人精枯血闭，惟气是资；小儿气日充则形乃日固，大凡病则气滞而馁，故香附于气分为主药，世所罕知。辅以参、芪，佐以甘草，治虚怯甚速也。愁游方外时，悬壶轻济，治百病黄鹤丹，治妇人青囊丸，随宜用引，辄有小效，人索不已，用者当思法外意可也。黄鹤丹方用香附一斤，黄连半斤，洗晒为末，水糊丸梧子大。假如外感，葱、姜汤下，内伤米饮下，气病香汤下，血病酒下，痰病姜汤下，火病白汤下，余可类推。青囊丸，方用香附略炒一斤，乌药略炮五两三钱，为末，水醋煮面糊为丸。随证用引，如头痛茶下，痰气姜汤下，血病酒下为妙。

　　（6）《本草经疏》：莎草根，治妇人崩漏、带下、月经不调者，皆降气、调气、散结、理滞之所致也，盖血不自行，随气而行，气逆而郁，则血亦凝涩，气顺则血亦从之而和畅，此女人崩漏带下、月事不调之病所以咸须之耳。然须辅之以益血凉血之药，气虚者兼入补气药乃可奏功也。

十、红花[1]

［出处］《本草图经》

［别名］红蓝花（《金匮要略》），刺红花（《四州中药志》），草红花（《陕西中药志》）。

［来源］为菊科植物红花的花。5～6月当花瓣由黄变红时采摘管状花，晒干、阴干或烘干。

［炮制］拣净杂质，除去茎叶、蒂头，晒干。

［性味］辛，温。

（1）《开宝本草》：辛，温，无毒。

（2）《汤液本草》：辛而甘温苦。

［归经］入心、肝经。

（1）《雷公炮制药性解》：入心、肝二经。

（2）《本草经解》：入足厥阴肝经，手太阴肺经。

（3）《本草再新》：入肝、肾二经。

［功能主治］活血通经，去瘀止痛。治经闭，癥瘕，难产，死胎，产后恶露不行、瘀血作痛，痈肿，跌扑损伤。

（1）《唐本草》：治口噤不语，血结，产后诸疾。

（2）《开宝本草》：主产后血运口噤，腹内恶血不尽、绞痛，胎死腹中，并酒煮服。亦主蛊毒下血。

（3）《本草蒙筌》：喉痹噎塞不通，捣汁咽。

（4）《本草纲目》：活血，润燥，止痛，散肿，通经。

（5）《本草正》：达痘疮血热难出，散斑疹血滞不消。

（6）《本草再新》：利水消肿，安生胎，堕死胎。

［注意］孕妇忌服。

［药理作用］

（1）对子宫的作用：煎剂对小鼠、豚鼠、兔、犬、猫之离体、在位子宫及家兔子宫瘘均有兴奋作用，但弱于番红花煎剂。早年报告之红花的药理研究品种未经鉴定，结果亦颇多未定之处。

（2）对循环系统的作用：煎剂与番红花煎剂性质相似，对麻醉动物有降压、抑制心脏等作用，但较弱。在离体兔耳标本上，有收缩血管的作用。冠心2号方（丹参：红花：赤芍：川芎：降香＝2∶1∶1∶1∶1）水溶部分对犬在体冠状动脉（电磁流量计测定）及股动脉有扩张作用；其水、煎剂给大鼠连续4天。

（3）其他作用：对高胆甾醇血症的家兔，口服红花油1g/kg·d，可降低血清中总胆甾醇、总脂、三硝酸甘油酯吸非酯化脂肪酸的水平，口服冠心2号方浸膏（10ml/（只·天））可使实验性动脉粥样硬化之家兔的血清胆甾醇、中性脂肪和β–脂蛋白显著降低，主动脉壁的总胆甾醇和总脂量也较低，主动脉壁内膜斑块的面积及厚度以及冠状动脉前降枝和心肌内小动脉的病变均减轻，斑块的脂质染色比对照组较不均匀和脂质向中层移动，说明斑块有消退的倾向，但组织生化与形态观察指标按统计方法处理并无显著性。红花油也能兴奋某些平滑肌器官如小肠、支气管等。冠心2号方对离体大鼠回肠有抑制作用，并能颉颃乙酰胆碱所引起的肠管痉挛。

［各家论述］

（1）《开宝本草》：主产后血运口噤，腹内恶血不尽、绞痛，胎死腹中，并酒煮服。亦主蛊毒下血。

（2）《本草蒙筌》：喉痹噎塞不通，捣汁咽。

（3）《本草纲目》：活血，润燥，止痛，散肿，通经。

（4）《本草正》：达痘疮血热难出，散斑疹血滞不消。

（5）《本草再新》：利水消肿，安生胎，堕死胎。

（6）《本草衍义补遗》：红花，破留血，养血。多用则破血，少用则养血。

（7）《本草经疏》：红蓝花，乃行血之要药。其主产后血晕口噤者，缘恶血不下，逆上冲心，故神昏而晕及口噤，入心入肝，使恶血下行，则晕与口噤自止。腹内绞痛，由于恶血不尽，胎死腹中，非行血活血则不下；瘀行则血活，故能止绞痛，下死胎也。红蓝花本行血之药也，血晕解、留滞行，即止，过用能使血行不止而毙。

十一、枳壳[1]

［出处］《雷公炮炙论》

［来源］为芸香科植物枸橘、酸橙、香圆或玳玳花等将近成熟的果实。7~8月间采收，从中部横切成两半，阴干、风干或微火烘干。

［炮制］枳壳：除去瓤、核，洗净，稍浸，捞出，润软，以手能捏对折为度，切片，晾干。炒枳壳：取麸皮撒于热锅内，俟色黄冒烟时，加入枳壳片，炒至淡黄色，取出，筛去麸皮，放凉。（每枳壳片100斤，用麸皮10斤）

［性味］苦辛，凉。

（1）《雷公炮炙论》：辛苦。

（2）《开宝本草》：味苦酸，微寒，无毒。

（3）《医学启源》：气寒，味苦。

［归经］入肺、脾、大肠经。

（1）《雷公炮制药性解》：入肺、肝、胃、大肠四经。

（2）《药品化义》：入肺、脾、胃、大肠四经。

［功能主治］破气，行痰，消积。治胸膈痰滞，胸痞，胁胀，食积，噫气，呕逆，下痢后重，脱肛，子宫脱垂。

（1）《药性论》：治遍身风疹，肌中如麻豆恶痒，主肠风痔疾，心腹结气，两胁胀虚，关膈拥塞。

（2）《日华子本草》：健脾开胃，调五脏，下气，止呕逆，消痰。治反胃，霍乱泻痢，消食，破癥结痃癖，五膈气，除风明目及肺气水肿，利大小肠，皮肤痒。痔肿可炙熨。

（3）《开宝本草》：主风痒麻痹，通利关节，劳气咳嗽，背膊闷倦，散留结、胸膈痰滞，逐水，消胀满、大肠风，安胃，止风痛。

（4）《珍珠囊》：破气，泄肺中不利之气。

（5）《医学启源》：《主治秘诀》云，破心下坚痞，利胸中气，化痰，消食。

［注意］脾胃虚弱及孕妇慎服。

（1）李杲：气血弱者不可服。

（2）《本草经疏》：肺气虚弱者忌之；脾胃虚，中气不运而痰涌喘急者忌之；咳嗽不因于风寒入肺气壅者，服之反能作剧；咳嗽阴虚火炎者，服之立至危殆；一概胎前产后，咸不宜服。

（3）《本草汇言》：如肝肾阴亏，血损营虚，胁肋隐痛者，勿用也。下痢日久，中气虚陷，愈下愈坠、愈后重急迫者，勿用也。

（4）《本草备要》：孕妇及气虚人忌用。

［药理作用］

（1）枳壳中所含的 N－甲基酪胺增加冠脉流量和肾血流血，降低心肌氧耗量和明显的利尿作用。有很强的诱发心肌节律的作用，其强度与肾上腺素相当，而比多巴胺和辛弗林强。枳壳中所含的辛弗林为肾上腺素 α－受体兴奋剂，对心脏 β－受体也有一定的兴奋作用。有收缩血管，产生升高血压的作用。

（2）对心、脑、肾等血流量的影响：有显着降低脑血管阻力的作用。静脉滴注 1.5ml/kg 对脑血流量的影响不明显。麻醉犬静脉注射枳实注射液 1.5ml/kg 有显着的增加肾血流量的作用，平均增加（64.5±9.4）ml/100g 肾重/分钟（$P<0.01$），平均增加数相当于注射前肾血流量的 53.9%，肾血管阻力指数平均降低 0.519±0.176（$P<0.05$），有

显着的降低肾血管阻力的作用，但同样剂量静脉滴注则作用不明显。上述剂量静脉注射后在血压升高的同时，股动脉血流量均减少，平均减少量为用药前的41.3%，血管阻力亦增加。

（3）利尿作用：其利尿作用可能是通过抑制肾小管重吸收等其他作用而产生。另有研究认为枳实通过强心收缩肾血管，增高滤过压而发挥排钠利尿作用。

（4）对胃肠平滑肌的作用：枳实煎剂对小鼠离体肠管部分呈抑制作用，而兔离体肠管则全部表现抑制。此作用可被乙酰胆碱所颉颃。但给胃瘘及肠瘘的犬灌胃100%枳实后却有兴奋作用，能使胃肠运动收缩节律增加。表明枳实有增强小肠平滑肌紧张程度和位相性收缩功能。

[各家论述]

（1）张元素：凡气刺痛用枳壳，看何经分以引经药导之。破滞气亦用枳壳，高者用之，然能损胸中至高之气，止可二、三服而已。

（2）王好古：枳壳主高，枳实主下，高者主气，下者主血，故壳主胸膈皮毛之病，实主心腹脾胃之病，大同小异。朱肱《活人书》言治痞，宜先用桔梗枳壳汤，非用此治心下痞也，果知误下，气将陷而成痞，故先用此，使不致于痞也，若已成痞而用此，则失之晚矣，不惟不能消痞，反损胸中之气，先之一字有谓也。

（3）《本草纲目》：枳实、枳壳，气味功用俱同，上世亦无分别，魏、晋以来，始分实、壳之用。洁古张氏，东垣李氏，又分治高治下之说。大抵其功皆能利气，气下则痰喘止，气行则痞胀消，气通则痛刺止，气利则后重除，故以枳实利胸膈，枳壳利肠胃，然张仲景治胸痹痞满，以枳实为要药，诸方治下血痔痢，大肠秘塞，里急后重，又以枳壳为通用，则枳实不独治下，而枳壳不独治高也。盖自飞门至魄门，皆肺主之，三焦相通，一气而已，则二物分之可也，不分亦无伤。《杜壬方》载瘦胎饮，张洁古《活法机要》改以枳术丸日服，令胎瘦易生，谓之束胎丸。而寇宗奭《衍义》言，胎壮则子有力易生，令服枳壳药，反致无力，兼子亦气弱难养，所谓缩胎易产者，大不然也。以理思之，寇氏之说，似觉为优，或胎前气盛壅滞者宜用之，所谓八、九月胎必用枳壳、苏梗以顺气，胎前无滞，则产后无虚也。若气禀弱者，即大非所宜矣。

（4）《本草经疏》：枳壳，气味所主，与枳实大略相同。但枳实形小，其气全，其性烈，故善下达；枳壳形大，其气散，其性缓，故其行稍迟，是以能入胸膈肺胃之分及入大肠也。其主风痒麻痹，通利关节，止风痛者，盖肺主皮毛，胃主肌肉，风寒湿入于二经，则皮肤瘙痒，或作痛，或麻木，此药有苦泄辛散之功，兼能引诸风药入于二脏，故为治风所需，风邪既散，则关节自然通利矣。其疗劳气咳嗽，背膊闷倦者，盖亦指风寒郁于上焦，则肺气滞而为闷倦咳嗽。经曰：肺苦气上逆，急食苦以泄之，枳壳味苦，能泄至高之气，故主之也。又肺与大肠为表里，风邪入肺，则并入大肠，风热相搏而为肠风下血，苦寒下泄之气，则血热清而风自除矣。其主散留结胸膈痰滞，逐水，消胀满，安胃诸证，悉与枳实相同，第其气稍缓耳。今世多用以治妇人胎气不安，或至八、九月为易产之剂，动辄资用，殊不知妇人怀孕，全赖气血以养胎，气血充足则胎自易产，且娠妇至八、九月精神困倦，四肢软弱，饮食减少，动息喘促，何莫非虚弱之症，而更用此耗散之药耶？

（5）《本草思辨录》：枳壳，乃枳实之老而壳薄者。既名枳壳，须去穰核用之，壳、实古原不分，性用亦无少异。若治胸膈痞塞，枳壳较枳实少胜。然何如以枳实协辛温轻扬之橘皮、桂枝，为奏功尤大乎。惟《本经》主大风在皮肤中如麻豆苦痒，除寒热结，则惟去穰核之枳壳为宜。盖痒为风，寒热结为痹，于皮肤中除风馀痹，用枳实则易走里，难与枳壳争能。此《证类本草》枳壳所以主风痒麻痹也。

十二、甘草[1]

[出处]《本草》

[别名] 美草、蜜甘（《神农本草经》），蜜草、蕗草（《名医别录》），国老（陶弘景），灵通（《记事珠》），粉草（《群芳谱》），甜草（《中国药植志》），甜根子（《中药志》），棒草（《黑龙江中药》）。

[炮制] 甘草：拣去杂质，洗净，用水浸泡至八成透时，捞出，润透切片，晾干。蜜炙甘草：取甘草片，加炼熟的蜂蜜与开水少许，拌匀，稍闷，置锅内用文火炒至变为深黄色、不黏手为度，取出放凉。（每甘草片 100 斤，用炼熟蜂蜜 25～30 斤）

（1）《雷公炮炙论》：凡使甘草，须去头尾尖处，用酒浸蒸，从巳至午出，暴干，细锉使。一斤用酥七两，涂上炙，酥尽为度。又先炮令内外赤黄用良。

（2）《本草纲目》：方书炙甘草皆用长流水蘸湿炙之，至熟刮去赤皮。或用浆水炙热。

（3）《得配本草》：粳米拌炒，或蜜炙用。

[性味] 甘，平。

（1）《神农本草经》：味甘，平。

（2）《名医别录》：无毒。

（3）《本草衍义》：微凉。

（4）《珍珠囊》：生甘，平；炙甘，温。

[归经] 入脾、胃、肺经。

（1）《汤液本草》：入足厥阴、太阴、少阴经。

（2）《雷公炮制药性解》：入心、脾二经。

（3）《本草通玄》：入脾、胃。

（4）《本草经解》：入手太阴肺经、足太阴脾经。

[功能主治] 和中缓急，润肺，解毒，调和诸药。炙用，治脾胃虚弱，食少，腹痛便溏，劳倦发热，肺痿咳嗽，心悸，惊痫；生用，治咽喉肿痛，消化性溃疡，痈疽疮疡，解药毒及食物中毒。

（1）《神农本草经》：主五脏六腑寒热邪气，坚筋骨，长肌肉，倍力，金疮肿，解毒。

（2）《名医别录》：温中下气，烦满短气，伤脏咳嗽，止渴，通经脉，利血气，解百药毒。

（3）《药性论》：主腹中冷痛，治惊痫，除腹胀满；补益五脏；制诸药毒；养肾气内伤，令人阴（不）痿；主妇人血沥腰痛；虚而多热；加而用之。

（4）《日华子本草》：安魂定魄。补五劳七伤，一切虚损、惊悸、烦闷、健忘。通九窍，利百脉，益精养气，壮筋骨，解冷热。

（5）《珍珠囊》：补血，养胃。

（6）《汤液本草》：治肺痿之脓血，而作吐剂；消五发之疮疽，与黄芪同功。

[注意] 实证中满腹胀忌服。

（1）《本草经集注》：术、干漆、苦参为之使。恶远志。反大戟、芫花、甘遂、海藻四物。

（2）《医学入门》：痢疾初作，不可用。

[药理作用] 甘草次酸对大白鼠移植的 OberlingGuerin 骨髓瘤有抑制作用，甘草酸单铵盐、甘草次酸钠及甘草次酸衍化物之混合物，对小白鼠艾氏腹水癌及肉瘤均有抑制作用，即使口服亦有效。甘草甜素、甘草甙对大鼠腹水肝癌及小鼠艾氏腹水癌细胞能产生形态学上的变化，甘草甜素尚能抑制皮下移植的吉田肉瘤。

[各家论述]

（1）李杲：甘草，阳不足者补之以甘，甘温能除大热，故生用则气平，补脾胃不足，而大泻心火；炙之则气温，补三焦元气，而散表寒，除邪热，去咽痛，缓正气，养阴血。凡心火乘脾，腹中急痛，腹皮急缩者，宜倍用之。其性能缓急，而又协和诸药，使之不争，故热药得之缓其热，寒药得之缓其寒，寒热相杂者，用之得其平。

（2）《汤液本草》：附子理中用甘草，恐其僭上也；调胃承气用甘草，恐其速下也；二药用之非和也，皆缓也。小柴胡有柴胡、黄芩之寒，人参、半夏之温，其中用甘草者，则有调和之意。中不满而用甘为之补，中满者用甘为之泄，此升降浮沉也。凤髓丹之甘，缓肾急而生元气，亦甘补之意也。《经》云，以甘补之，以甘泻之，以甘缓之。所以能安和草石而解诸毒也。于此可见调和之意。夫五味之用，苦直行而泄，辛横行而散，酸束而收敛，咸止而软坚，甘上行而发。如何《本草》言下气？盖甘之味有升降浮沉，可上可下，可内可外，有和有缓，有补有泄，居中之道尽矣。

（3）《本草衍义补遗》：甘草味甘，大缓诸火。下焦药少用，恐大缓不能直达。

（4）《本草汇言》：甘草，和中益气，补虚解毒之药也。健脾胃，固中气之虚羸，协阴阳，和不调之营卫。故治劳损内伤，脾气虚弱，元阳不足，肺气衰虚，其甘温平补，效与参、芪并也。又如咽喉肿痛，佐枳实、鼠黏，可以清肺开咽；痰涎咳嗽，共苏子、二陈，可以消痰顺气。佐黄芪、防风，能运毒走表，为痘疹气血两虚者，首尾必资之剂。得黄芩、白芍药，止下痢腹痛；得金银花、紫花地丁，消一切疔毒；得川黄连，解胎毒于有生之初；得连翘，散悬痈于垂成之际。凡用纯热纯寒之药，必用甘草以缓其势，寒热相杂之药，必用甘草以和其性。高元鼎云，实满忌甘草固矣，若中虚五阳不布，以致气逆不下，滞而为满，服甘草七剂即通。

（5）《本草通玄》：甘草，甘平之品，独入脾胃，李时珍曰能通入十二经者，非也。稼穑作甘，土之正味，故甘草为中宫补剂。《名医别录》云，下气治满，甄权云，除腹胀满，盖脾得补则善于健运也。若脾土太过者，误服则转加胀满，故曰脾病人毋多食甘，甘能满中，此为土实者言也。世俗不辨虚实，每见胀满，便禁甘草，何不思之甚耶？

（6）《本草正》：甘草，味至甘，得中和之性，有调补之功，故毒药得之解其毒，刚药得之和其性，表药得之助其外，下药得之缓其速。助参、芪成气虚之功，人所知也，助熟地疗阴虚之危，谁其晓焉。祛邪热，坚筋骨，健脾胃，长肌肉。随气药入气，随血药入血，无往不可，故称国老。惟中满者勿加，恐其作胀；速下者勿入，恐其缓功，不可不知也。

第二节　膈下逐瘀汤全方药理作用

一是抑制小鼠免疫功能[2]：小鼠免疫特异性抗原结合细胞花结形成实验结果表明，给药组免疫特异性抗原结合细胞数量较对照组明显减少，说明本药对小鼠免疫反应的早期阶段有较强的抑制作用。另溶血空斑实验证明，给药组溶血空斑数目明显少于对照组，说明本药对 B 细胞功能亦有较强的抑制作用。

二是刺激免疫作用[3]：本药能促进小鼠腹腔巨噬细胞功能，与对照组比较，给药组巨噬细胞吞噬指数明显提高；小鼠脾脏酸性磷酸酶活性高于对照组，差异非常显著、腹腔巨噬细胞 EA 花环形成率给药组高于对照组。

参考文献

[1] 国家中医药管理局. 中华本草. 上海：上海科学技术出版社，1999：70 - 71.

[2] 中医药信息，1987，4：39.

[3] 中成药研究，1987，9：29.